Die Ideal-Diät für Ihre Blutgruppe – Rezeptbuch

2,50 €

Das Buch

Sich im Einklang mit der Blutgruppe ernähren – das wird für immer mehr Menschen der Schlüssel zu körperlichem Wohlbefinden und höchster Leistungsfähigkeit. Dr. Jörg Zittlau erläutert Ihnen diese ganz außergewöhnliche Ernährungsweise, die doch so leicht in den Alltag zu integrieren ist. Jeder der vier Bluttypen findet in diesem Buch zahlreiche Rezepte und eine Kur »Schlank und fit in 7 Tagen«. Zusätzlich wird darauf verwiesen, welches Gericht einer Blutgruppe auch für andere Bluttypen geeignet ist – damit Sie auch mit der Familie und mit Freunden gemeinsam gesund essen können.

Der Autor

Dr. Jörg Zittlau studierte Biologie, Philosophie und Sportmedizin. Er lehrte viele Jahre an der Hochschule, wechselte dann jedoch in den Wissenschaftsjournalismus. Seine Schwerpunkte sind Psychologie, Ernährung und alternative Heilmethoden. In unserem Hause sind von Dr. Jörg Zittlau bereits erschienen:

Der Raucher-Ernährungsplan
Die Ideal-Diät für Ihre Blutgruppe
Die Ringelblume
Nicht mehr rauchen und dabei schlank bleiben

Dr. Jörg Zittlau

Die Idealdiät für Ihre Blutgruppe – Rezeptbuch

150 typgerechte Rezepte

Econ Taschenbuch Verlag

Econ Taschenbuch Verlag 2000
Der Econ Taschenbuch Verlag ist ein Unternehmen der
Econ Ullstein List Verlag GmbH & Co. KG, München
Originalausgabe

Umschlagkonzept: Büro Meyer & Schmidt, München – Jorge Schmidt
Titelkonzept und Umschlaggestaltung: Petra Soeltzer, Düsseldorf
Titelabbildung: Tony Stone/Steve Taylor
Lektorat: Diane Zilliges

Gesetzt aus der Souvenir, Linotype
Satz: Josefine Urban – KompetenzCenter, Düsseldorf
Druck und Bindearbeiten: Ebner Ulm
Printed in Germany
ISBN 3-612-20677-X

Inhalt

1. Eine Diät nach der Blutgruppe

Die Erfolgsstory

Vorbei sind die Zeiten, als es uns noch egal war, welches Blut in unseren Adern fließt. Lange waren wir der Ansicht, dass die Blutgruppe für uns eigentlich erst im Fall einer Blutspende von Bedeutung wäre. Denn da sich verschiedene Bluttypen untereinander bekämpfen, muss man Spender und Empfänger genau aufeinander abstimmen. Zum Glück ist man äußerst selten auf fremdes Blut angewiesen. Und so beschäftigten wir uns einfach nicht mit unserem Bluttyp.

Doch dann erschütterte Mitte der Neunziger ein amerikanischer Naturarzt namens Dr. Peter J. D'Adamo die Öffentlichkeit. Seine These: Die Blutgruppen entscheiden nicht einfach nur darüber, wessen Blutspende jemand vertragen kann. Sie bestimmen auch darüber, welche Nahrungsmittel uns gut bekommen und welche bei uns zum Speckansatz führen. Bei Menschen mit der einen Blutgruppe führt der Genuss eines Nahrungsmittels zu körperlichen Beschwerden. Ein anderer Bluttyp aber kann das gleiche Produkt essen, und es wird seinen Stoffwechsel ankurbeln und ihn zu größter Leistung befähigen. Nach dieser neuartigen Theorie sollte etwa ein Mensch mit Blutgruppe 0 möglichst Weizen- und Milchprodukte von seinem Speisezettel streichen, da sie ihn dick und krankheitsanfällig machen, während klassische Dickmacher wie Fleisch und Wurst ihm keine Probleme bereiten. Und wem Bluttyp B durch die Adern fließt, der kann Milchprodukte wunderbar verwerten, sollte aber seine Finger beispielsweise von Tomaten und Schweinefleisch lassen.

D'Adamo arbeitet mit der von ihm entwickelten Blutgruppendiät in seiner eigenen Praxis – und das mit großem Erfolg. Er konnte beweisen: Wenn man in Einklang mit seiner Blutgruppe lebt, isst und trinkt, lassen sich vor allem chronische Erkrankungen wie Rheuma, Diabetes oder auch Krebs lindern beziehungsweise wirksam verhindern. Außerdem verschwinden in den meisten Fällen Gewichtsprobleme, wenn man den Speiseplan blutgruppengerecht gestaltet.

Immer mehr Menschen haben ihr Übergewicht oder ihre Gesundheitsprobleme in den Griff bekommen, indem sie sich entsprechend ihrer Blutgruppe ernähren. Und die Zahl der Ärzte, die mit der Blutgruppendiät arbeiten, nimmt auch in Deutschland immer mehr zu. Die Blutgruppendiät ist in aller Munde – die Erfolge geben ihr Recht.

Wirksam, doch schwer zu beweisen

Um es klar zu sagen: Klinische Belege für eine therapeutische oder Gewicht reduzierende Wirkung der Blutgruppendiät gibt es nicht. Sie sind allerdings auch kaum zu leisten. Denn Änderungen im Ernährungsverhalten lassen sich nur schwer messen. Ganz im Unterschied zu den Wirkungen einer Diätpille oder einem anderen Präparat. Hier verabreicht man einfach einer repräsentativen Gruppe von Testpersonen über einige Wochen hinweg die betreffende Pille. Die Mitglieder einer Kontrollgruppe erhalten, ohne es zu wissen, lediglich ein Placebo, ein Scheinmedikament. Zeigt sich dann bei Versuchsende, dass die Testpersonen mit dem echten Präparat mehr Körpergewicht verloren haben als die Teilnehmer, die Placebos erhielten, so ist dies ein deutlicher Hinweis darauf, dass die Diätpille tatsächlich zum Abspecken taugt.

Eine solche Beweisführung wäre bei der Blutgruppendiät nur mit allergrößtem Aufwand möglich. Man bräuchte eine etwa gleiche Anzahl von Versuchspersonen für jede der vier Bluttypen. Alle vier Testgruppen müsste man noch einmal zweiteilen. Dann würde man je einer Gruppe pro Bluttyp einen Ernährungsplan im Sinne der Blutgruppendiät verordnen, der jeweils anderen Gruppe pro Bluttyp einen Pseudo-Ernährungplan. Nun müsste man – und das ist wohl das Schwierigste – bei jedem einzelnen Teilnehmer kontrollieren, dass er sein Ernährungskonzept konsequent über mehrere Wochen durchhält. Eine solche Studie wäre ungemein aufwändig und dadurch sehr teuer. Und niemand wird ein Ernährungskonzept sponsern, das jeder Einzelne für sich selbst durchführen kann, ohne etwas dafür zu bezahlen.

Der Schlüssel zur Blutgruppendiät: die Lektine

So bleibt die Frage, was die Blutgruppendiät Überzeugendes zu bieten hat, wenn es schon keine klinischen Studien gibt. Da ist zunächst einmal die wissenschaftlich untermauerte These, dass die einzelnen Blutgruppen unterschiedlich auf bestimmte Nahrungsmittel reagieren. Das darf nicht weiter verwundern, denn die Blutgruppe hat großen Einfluss auf die Immunabwehr. Sie entscheidet mit, ob wir Fremdkörper als »böse« oder »gut« einschätzen, ob wir sie energisch bekämpfen oder in Ruhe lassen. Und da wir auch mit der Nahrung Fremdkörper in uns aufnehmen, ist es durchaus wahrscheinlich, dass wir je nach Blutgruppe unterschiedlich auf bestimmte Lebensmittel reagieren. Eine Schlüsselrolle spielen dabei die so genannten Lektine. Das sind Eiweißkörper, die den Speisen und Getränken gewissermaßen einen Stempel aufdrücken, anhand dessen das Immunsystem entscheidet, ob es die Gäste einlässt oder bekämpft. Kritiker der Blutgruppentheorie haben freilich immer wieder behauptet, dass die Lektine nicht bis in den Blutkreislauf gelangen, weil sie bereits zuvor in Magen und Darm zerlegt werden. Neuere Laboruntersuchungen weisen jedoch darauf hin, dass sie doch in unseren Blutkreislauf eintreten. Und dort werden sie je nach eigener Struktur und Bluttyp des Menschen freundlich oder aggressiv empfangen.

Der besondere Reiz der Blutgruppendiät

Es sind jedoch weniger die Lektine, die die Blutgruppendiät so beliebt machen. Einzigartig wird sie vielmehr dadurch, dass sie auf Zusammenhängen der Evolution beruht. Das bedeutet konkret: Die einzelnen Blutgruppen reagieren unterschiedlich auf bestimmte Nahrungsmittel, weil sie jeweils auf das Nahrungsangebot geeicht wurden, das vorherrschte, als sie sich entwickelten. Zum Beispiel Blutgruppe 0: Sie entwickelte sich als erste von allen Blutgruppen vor etwa 40 000 Jahren. Zu dieser Zeit waren die Menschen Sammler und Jäger und hatten einen dementsprechenden Speiseplan: viel tierisches Eiweiß, ein bisschen gesammeltes Gemüse, aber keine Milch und kein Getreide. Die Blutgruppe dieser Menschen war optimal darauf eingerichtet, mit dieser Nahrungspalette umzugehen. Und sie ist es heute noch. Wer also Blut vom Typ 0 in seinen Adern hat, sollte ebenfalls Fleisch und bestimmte Gemüsesorten essen, dafür aber seine Finger von herkömmlichen Milch- und Getreideprodukten lassen.

Das Ziel der Blutgruppendiät ist es, uns wenigstens in puncto Ernährung zu unseren entwicklungsgeschichtlichen Wurzeln zurückzubringen. Weg von den Verführungen der modernen Zivilisationskost, zurück zu jenen Ernährungsformen, die uns ursprünglich zugedacht waren. Wir können also auf die Stimme unseres Blutes hören und unsere Nahrung unserer Blutgruppe anpassen. Denn sie verbindet uns besonders tief mit unserem Ursprung, mit jener Zeit, in der wir noch so waren, wie es die Natur vorgesehen hat. Hinter einem solchen Konzept verbirgt sich freilich nicht nur ein medizinischer Ansatz, sondern auch eine ganze Menge Philosophie. Und genau darin liegt der besondere Reiz der Blutgruppendiät.

Alltagspraxis im Einklang mit der Blutgruppe

So anspruchsvoll die Blutgruppendiät teilweise in ihrer medizinischen und philosophischen Dimension sein mag – in ihrer praktischen Durchführbarkeit stellt sie uns vor keine sonderlichen Probleme. Das von Peter D'Adamo ausgearbeitete Konzept lässt sich aber leider nicht direkt auf unseren mitteleuropäischen Raum übertragen. Als Amerikaner hat er Nahrungsmittel in seine Speisepläne aufgenommen, die es hierzulande gar nicht oder nur unter großen Schwierigkeiten zu kaufen gibt. Außerdem sind Obst und Gemüse aus Deutschland nicht ohne weiteres vergleichbar mit ihren Pendants in Amerika: Eine kalifornische Weintraube etwa wächst unter anderen Bedingungen als eine Traube an den Hängen der Mosel, und dementsprechend muss auch eine andere Lektinstruktur in ihr vermutet werden.

Auf der anderen Seite wirken einige Vorschläge von D'Adamo, als seien sie weniger seiner ärztlichen Erfahrung oder ernährungswissenschaftlichen Kenntnis entsprungen, als vielmehr einem spekulativen Griff ins Blaue. Kaum nachvollziehbar ist es beispielsweise, warum Bluttyp B auf derart wichtige Heilkräuter wie Lindenblüten (gegen Fieber) oder Huflattich (gegen Husten) verzichten soll. Und dass bei Bluttyp 0 das Johanniskraut auf der Liste der zu vermeidenden Kräuter steht, schließt in Deutschland fast 40 Prozent und in den USA sogar 45 Prozent der Menschen von einer effektiven Behandlung ihrer Ängste und Depressionen aus. So etwas kann nicht im Sinne eines Naturarztes sein.

Auch hinsichtlich der Gewürze scheint bei D'Adamo einiges eher auf Mutmaßung als auf Wissen zu beruhen. Wie etwa beim Curry. Bei ihm handelt es sich nicht etwa um eine bestimmte Pflanze, sondern um eine Mischung der unterschiedlichsten Gewürze, deren Zusammensetzung stark variieren kann. Indischer Curry etwa basiert im Wesentlichen auf Kurkuma, Kreuzkümmel und Koriander, während im Ceylon-Curry auch noch Fenchel- und Kardamomsamen zu finden sind. Bei billigem Curry wird sogar das Mehl von Hülsenfrüchten zugesetzt, und die darin enthaltenen Lektine sind für einzelne Bluttypen problematisch.

Wir haben schon in dem Buch »Die Ideal-Diät für Ihre Blutgruppe« davor gewarnt, sämtliche Vorschläge von D'Adamo kritiklos zu übernehmen. Dort, wo sie mit anerkannten und bewährten wissenschaftlichen Erkenntnissen kollidieren, ist Vorsicht angesagt. Es ist das Anliegen dieses Praxisbuchs, dem in Europa lebenden Leser eine Orientierungshilfe zu geben, mit der er die Blutgruppendiät Gewinn bringend in seinen Alltag einbauen kann.

Was bringt eine 7-Tage-Diät?

Zu den Schwerpunkten dieses Praxisbuchs gehört die 7-Tage-Diät, die für jeden der vier Bluttypen entwickelt wurde. Überflüssig zu sagen, dass eine derart kurzfristige Umstellung der Ernährung keine dauerhafte Verringerung des Übergewichts erreicht. Dennoch zeigt die 7-Tage-Diät in vielen Fällen beachtliche Erfolge:

- Die Verdauung verbessert sich. Verstopfungen, Blähungen, Sodbrennen und andere Magen-Darm-Probleme gehen deutlich zurück.

- Der Blutzuckerspiegel stabilisiert sich, dadurch kommt es auch nach kalorienarmen Mahlzeiten zu einem angenehmen und andauernden Sättigungsgefühl. Dieses Gefühl ist zum Durchstehen einer Diät von entscheidender Bedeutung, hier liegt eine der großen Stärken der Blutgruppendiät.
- Die geistige Konzentrationsfähigkeit nimmt zu, ausgelöst wahrscheinlich dadurch, dass weniger Blut zum Verdauen abgezweigt werden muss und damit mehr Blut für die Hirnarbeit bleibt.
- Bereits nach vier bis fünf Tagen können sich erste Nach-Unten-Tendenzen auf der Waage zeigen. Dieser Gewichtsverlust deutet auf eine verbesserte Stoffwechsellage hin.
- Insgesamt kommt es zu einer Steigerung des Wohlbefindens. Von Dauer ist das allerdings nur, wenn man über die 7-Tage-Kur hinaus seinem Bluttyp entsprechend isst.

Wer nicht abnehmen möchte, kann dennoch in den Genuss der 7-Tage-Kur kommen und so für sein Wohlbefinden sorgen. Die angegebenen Rezepte lassen sich ganz leicht jeder Blutgruppe entsprechend durch Brot, Reis oder Kartoffeln ergänzen. Schauen Sie einfach in den Positivlisten Ihres Bluttyps nach, womit Sie die Diätpläne erweitern können.

Das Ziel: eine längerfristige Ernährungsumstellung

Wer langfristig an Körperfett verlieren will, muss freilich seinen Ernährungsplan für längere Zeit seiner Blutgruppe entsprechend umstellen. Eine Veränderung der Gewohnheiten freilich, die nicht allzu schwer fallen sollte, wird sie doch nicht nur mit einer Gewichtsreduktion, sondern insgesamt mit einer Verbesserung des Lebensgefühls belohnt. Oft lassen sich sogar chronische Krankheiten mit dieser neuen Ernährungsform lindern.

Für die längerfristige Umsetzung der Blutgruppendiät im Alltag ist es wichtig, nicht pedantisch vorzugehen. Wie es bei klassischen Diäten keinen Sinn macht, nur noch mit der Kalorientabelle am Esstisch zu sitzen, so sollte auch der bluttyporientierte Mensch nicht nur das essen, was ihm laut Liste besonders gut bekommt. Es gibt zahlreiche Nahrungsmittel, die in diesem Buch nicht aufgeführt sind und trotzdem gegessen werden können, weil sie neutral, also weder positiv noch negativ auf die einzelnen Bluttypen wirken.

Die bisherigen Erfahrungen mit der Blutgruppendiät zeigen, dass es für ihren Erfolg wichtiger ist, auf die jeweiligen problematischen Nahrungsmittel zu verzichten, als unbedingt die positiven in den Speiseplan aufzunehmen. Außerdem sollte man sich bei der Bluttypendiät auch von seinen eigenen Erfahrungen leiten lassen und nicht blindlings den Positiv- und Negativlisten folgen. Wenn Sie also merken, dass Ihnen etwas gut bekommt, obwohl es laut Liste eher ungünstig für Sie ist, so sollten Sie auf Ihre Körperstimme hören und dieses Nahrungsmittel auf Ihrem Speiseplan belassen. Genauso, wie Sie von dort streichen sollten, was Ihnen schlecht bekommt, auch wenn es laut Liste eigentlich gut für Sie sein sollte. Denn letzten Endes gilt: Jeder Mensch ist ein Individuum mit ganz spezifischen Besonderheiten – und diese Besonderheiten richten sich nicht nur nach dem Typ des Blutes, das in unseren Adern fließt.

Zum Umgang mit diesem Buch

Dieses Praxisbuch enthält eine Vielzahl von Rezepten für jeden Bluttyp. Sie dienen als Anregung für Ihre Ernährung im Einklang mit der Blutgruppe. Auch die Gerichte aus der jeweiligen 7-Tage-Kur können Sie natürlich jederzeit außerhalb einer Kurwoche genießen. Kombinieren Sie diese Gerichte mit allem, was Ihre

Positivliste Ihnen erlaubt – oder besser mit allem, was Ihre Negativliste nicht verbietet.

Wollen Sie mit Ihrem Partner, Ihrer Familie oder Freunden essen, ist das auch kein Problem. Natürlich werden nicht alle, mit denen oder für die Sie kochen, die gleiche Blutgruppe haben. Im Buch ist daher mit den Zeichen **0**, **A**, **B** und **AB** vermerkt, welche Gerichte sich zusätzlich auch für diese Blutgruppen eignen. Für die Bluttypen, auf die verwiesen wird, ist das jeweilige Gericht auch gut oder zumindest neutral in seiner Wirkung. Die Zeichen **→0**, **→A**, **→B**, **→AB** zeigen an, welche Gerichte Sie ganz einfach auf eine weitere Blutgruppe abstimmen können. Oftmals brauchen nur die Gewürze verändert oder die Sorte Nudeln besonders ausgewählt werden. Manchmal können Sie eine fast fertige Portion beiseite nehmen und dann die letzte Zutat (zum Beispiel den Reibekäse) hinzufügen, die für einen Esser nicht geeignet ist. Im Rezeptverzeichnis am Schluss des Buches sehen Sie auf einen Blick, welche Speisen einer Blutgruppe auch für andere Bluttypen geeignet sind. Zudem sind Ihrer Phantasie keine Grenzen gesetzt, die Listen für jeden Bluttyp lassen die vielfältigsten Kombinationen zu.

2. Die Bedeutung der Blutgruppen für unser tägliches Leben

Jeder kennt die vier Blutgruppen 0, A, B und AB. Die meisten werden zudem noch wissen, dass es beim Blutspenden von entscheidender Bedeutung ist, Spender und Empfänger hinsichtlich ihrer Blutgruppen genau aufeinander abzustimmen. Ein Mensch mit Bluttyp B beispielsweise darf keinesfalls Blut der Gruppe A erhalten, weil dies zu Unverträglichkeitsreaktionen führen würde, die sogar tödlich enden können.

Außerhalb dieser Thematik kümmern wir uns wenig um unseren Bluttyp. Diese Einstellung ist jedoch ein schwerer Fehler, wie der amerikanische Mediziner Dr. Peter J. D'Adamo Mitte der neunziger Jahre verkündete. Seine inzwischen theoretisch und praktisch belegte These: Die Blutgruppe entscheidet darüber, ob wir bestimmte Nahrungsmittel gut oder weniger gut vertragen. Sie bestimmt auch, wie sicher wir bestimmte Krankheitserreger abwehren können. Dass die einzelnen Blutgruppen und ihre Auswirkungen auf unsere Gesundheit so grundverschieden sind, hängt mit ihrer langen Geschichte zusammen. Blutgruppe 0 etwa stammt aus menschlichen Urzeiten, während sich Typ AB erst vor ungefähr 1000 Jahren herausbildete. Jede einzelne Blutgruppe ist exakt auf die Lebensbedingungen abgestimmt, die sie hervorbrachte. Jeder der vier Typen ist auf die Bedingungen der Zeit, in der er entstand, eingepegelt. Und das hat bis heute Konsequenzen für unsere Gesundheit.

Blutgruppe 0: das Jäger-Antigen

Die Blutgruppe 0 ist in Deutschland am häufigsten vertreten. Sie entstand vor etwas mehr als 40 000 Jahren. Die Menschen waren überwiegend mit der Jagd und dem Sammeln von Wildfrüchten beschäftigt. Auf dem Speiseplan stand in erster Linie Fleisch. Für eine solche Lebensweise mussten die Menschen in der Lage sein, viel tierisches Eiweiß zu verarbeiten. Außerdem mussten sie körperlich überaus leistungsfähig sein. Es entwickelte sich die Blutgruppe 0, die mit ihrer speziellen Antigen-Konstellation genau auf das Jäger- und Sammlerleben eingestellt ist.

Die Lebensweise hat sich seitdem komplett verändert, die Blutgruppe 0 blieb jedoch erhalten. Für den Gegenwartsmenschen mit diesem Bluttyp bedeutet das, dass er sich genau dann am wohlsten fühlt und gesund bleibt, wenn er so ähnlich lebt, wie es vor 40 000 Jahren üblich war. Nun kann man in unseren Breiten heute zwar nicht mehr mit dem Speer durch die Lande ziehen, sein Wild erlegen und es über dem offenen Feuer braten. Doch es bieten sich zahlreiche Möglichkeiten, sein Leben ähnlich dem der Jäger und Sammler zu gestalten. Grundsätzlich empfiehlt sich eine Kombination von sportlicher Betätigung und eiweißreicher Ernährung.

Auf der anderen Seite gibt es natürlich vieles, was dem 0-Typ nicht behagt. All das nämlich, was sich nach seiner Entstehungsperiode vor 40 000 Jahren entwickelte, bekommt ihm nicht so gut. Wie etwa die zahlreichen Getreidesorten, die der Ackerbau hervorbrachte. So bildet das im Weizen vorkommende Gluten beim 0-Typ den Hauptfaktor für die Gewichtszunahme. Wer als Mensch mit Blutgruppe 0 gerne Weizengebäck verzehrt, darf sich also über seine Probleme mit überflüssigen Pfunden nicht wundern.

Auch typische Agrarprodukte wie Milch, Joghurt oder Käse sollten beim Bluttyp 0 eher selten auf den Tisch kommen. Sein

Organismus ist für die Verdauung und Verwertung dieser Stoffe einfach schlecht gerüstet. Der Verzehr dieser Nahrungsmittel führt daher bei Menschen mit Blutgruppe 0 besonders häufig zu Stoffwechselproblemen. Ähnliches gilt für verschiedene pflanzliche Erzeugnisse der Landwirtschaft wie etwa Erdnüsse, Pistazien, Kartoffeln, Auberginen und Rosenkohl.

A wie Ackerbau

So wie die Blutgruppe 0 für das Leben der Jäger und Sammler steht, so bezeichnet der Bluttyp A das Leben der Bauern. Vor etwa 20 000 Jahren verabschiedete sich der Mensch mehr und mehr von seinem aufregenden Jägerdasein und wurde zum sesshaften Bauern und Viehzüchter. Eine neu entstehende Blutgruppe musste diesen Veränderungen Rechnung tragen. Und in der Tat präsentiert sich die Blutgruppe A als eine wesentliche Hilfe beim Verarbeiten von Getreide- und Milchprodukten. Das konnte die Ursprungsblutgruppe 0 nicht bieten. Auf der anderen Seite bekommt der A-Typ Probleme, wenn man ihm Aal, Schinken oder Wild zu essen gibt.

Neben der veränderten Verdauungsstärke beweist der Bluttyp A eine perfekte Anpassung an die neuen sozialen Verhältnisse: Für den Wechsel vom Jägertum zum Bauerndasein ist wesentlich, dass die Menschen fortan in größeren, stabilen Gemeinschaften zusammenleben, und das zum Teil auf sehr engem Raum. Dabei lauern natürlich weitaus größere Infektionsgefahren als bei Jägern, die allein oder in kleinen Gruppen lebten. Deren Blutgruppe 0 ist bei einem intensiven Keimbeschuss schnell überfordert. Nicht aber die Blutgruppe A des Bauern, die ausgesprochen widerstandsfähig ist. Auch heute noch zeigen Menschen mit Blutgruppe A eine überdurchschnittlich starke Abwehrkraft gegenüber Infektionen. Und unter jenen Menschen, die Pest- oder Choleraepidemien überstanden, hatten bemerkenswert viele die Blutgruppe A.

B: das Himalaya-Antigen

Ebenfalls robust und mit einem leistungsfähigen Immunsystem ausgestattet sind Menschen mit der Blutgruppe B. Denn ihr Bluttyp entwickelte sich vor 10 000 bis 15 000 Jahren in den Höhen des Himalajas. Allerdings neigt der B-Typ dazu, die Energien aus der Nahrung als Fett abzuspeichern. Ein Mechanismus, der in den Anfangszeiten der Blutgruppe B sicherlich wertvoll war, galt es doch, in der Kälte des Gebirges und bei unregelmäßigem Nahrungsangebot zu überleben. Wer heute in der Wohlstandsgesellschaft mit Blutgruppe B ausgestattet ist, hat mit diesem ausgesprochenen Dickmacher-Gen natürlich seine Probleme. Er muss daher in besonderem Maße auf den Energiegehalt in der Nahrung achten.

Andererseits kann der B-Typ jedoch leichten Herzens zugreifen, wenn ihm ein herzhafter Käse serviert wird. Menschen mit Blutgruppe B sind die Einzigen, die eine Vielzahl von Milchprodukten unbeschwert genießen können. Denn in ihrem Blut kursiert von Natur aus ein Molekül, dessen Struktur auch in Milchprodukten zu finden ist.

Problematisch für den B-Typ sind bestimmte Getreideprodukte. Die Lektine des Roggens etwa provozieren bei ihm in besonderem Maße Blut- und Gefäßerkrankungen, Weizen und Mais führen zu einem trägen Stoffwechsel.

Spätzünder AB

Die Blutgruppe AB kommt in Deutschland recht selten vor. Sie entwickelte sich als letzte aller Blutgruppen vor ungefähr 1000

Jahren. Zu der Zeit vermischten sich die Kaukasier, die überwiegend die Blutgruppe A aufwiesen, mit mongolischen Nomaden, die vor allem Typ B hatten. Dementsprechend ist AB weniger das Resultat von Anpassungen an eine Lebensweise, als vielmehr das Ergebnis einer Vermischung der Bluttypen A und B. Die besonderen Eigenschaften dieser jüngsten Blutgruppe lassen sich also nicht aus Umweltbedingungen ableiten, sondern aus der Kombination der Antigene in A und B. Diese Mischung bedeutet in erster Linie, dass Menschen vom Typ AB – da sie keine A- und keine B-Antikörper besitzen – gegenüber Autoimmunkrankheiten wie Arthritis, Morbus Crohn und Allergien in besonderem Maße geschützt sind. Das heißt: Ihr Immunsystem neigt weniger als das anderer Menschen dazu, Teile des eigenen Körpers anzugreifen. Dieser Effekt hat allerdings den Nachteil, dass das Immunsystem von Typ AB dazu tendiert, sich auch bei Krebszellen, die ja entartete Zellen des eigenen Körpers sind, ruhig zu verhalten. Menschen mit Blutgruppe AB sind also mehr als andere von Krebserkrankungen bedroht. Auf ihrem Speiseplan sollten daher unbedingt tumorhemmende Nahrungsmittel wie grüner Tee oder Knoblauch stehen. Von Zigaretten hingegen sollten sie unbedingt die Finger lassen.

3. Der einsame Jäger und Sammler: Blutgruppe 0

Ein guter Fleischverwerter

Als Urtyp des Jägers ist Typ 0 natürlich besonders gut auf den Verzehr von Fleisch eingestellt. Sein Verdauungssystem wurde im Laufe der Entwicklung auf hochwertige, tierische Proteine sozusagen geeicht: Der Magen von Typ 0 zeichnet sich durch einen hohen Säurelevel aus, Eiweiß verarbeitende Enzyme werden bei ihm in größerem Umfang produziert. Auch gegen die durch den Fleischverzehr in seinen Körper gelangenden Parasiten kann er sich durch sein robustes Immunsystem besser wehren als Menschen mit einer anderen Blutgruppe.

Insofern scheint Typ 0 optimal auf die heute übliche Zivilisationskost eingestellt zu sein, die ja durch den hohen Konsum von Wurst, Steak, Schnitzel und Schweinebraten geprägt ist. Dennoch: Auch die Blutgruppe 0 bietet keinen Freibrief für den ungehemmten Fleischverzehr. So wird beispielsweise Geflügel vom 0-Typ schlechter verdaut als rotes Fleisch. Außerdem muss auch er auf seinen Cholesterin- und Harnsäurespiegel achten. Schweinefleisch sollte daher auf seinem Speiseplan eher die Ausnahme sein. Gut geeignet sind hingegen das Fleisch von Wild, Rind und Hammel sowie Fisch.

Viel Bewegung

Ursprüngliches Ziel der fleisch- und eiweißreichen Kost war es, dem als Jäger arbeitenden Typ 0 ausreichend Energie und genügend Baustoff für sein Muskelwachstum zu geben. Heute hat dieses Ziel jedoch kaum noch Gültigkeit. Denn der moderne Alltag ist durch Bewegungsmangel geprägt, und dies bedeutet, dass es eigentlich keine Veranlassung mehr gibt, in großem Umfang Muskeln aufzubauen. In der praktischen Konsequenz heißt das, dass auch Menschen mit Blutgruppe 0 auf eine sparsame Dosierung von Fleisch achten müssen. Oder aber sie entschließen sich, mindestens dreimal pro Woche für ein bis zwei Stunden intensiv Sport zu betreiben, damit das zugeführte Eiweiß auch wirklich in Muskelmasse umgesetzt und nicht als Depotfett abgelagert wird. Dies würde auch den Lebensumständen nahe kommen, die vor Tausenden von Jahren typisch waren für Menschen mit Blutgruppe 0.

Die richtige Fleischdosis

Von Ärzten, die mit der Blutgruppendiät arbeiten, wird ein Nahrungsanteil von rotem Fleisch von etwa vier bis sechs Prozent und ein Geflügelanteil von etwa zwei Prozent empfohlen. In der Praxis sind solche präzisen Zahlen nur schwer umsetzbar, doch sie zeigen deutlich, dass auch bei Menschen mit der Blutgruppe 0 die Fleischkost nicht im Zentrum der Ernährung stehen sollte.

Die richtige Obst- und Gemüseauswahl

Als sich der Bluttyp 0 entwickelte, war der Mensch nicht nur Fleisch essender Jäger, sondern auch ein Sammler, der mit Fleiß erworbene vegetarische Produkte zu sich nahm. Dementsprechend gibt es auch heute für Typ 0 eine ganze Reihe von Obst- und Gemüsearten, die zu seinem Verdauungssystem passen. Einige Sorten sind für ihn jedoch ausgesprochen schlecht verträglich. Dazu zählen Auberginen, Blumenkohl, Champignons, Kartoffeln, Rosen- und Weißkohl sowie Erdbeeren, Kokosnüsse, Mandarinen, Orangen und Rhabarber. Naturärzte verdächtigen die Lektine von Auberginen und Kartoffeln sogar, beim Typ 0 die Neigung zu arthritischen Erkrankungen zu verstärken. Um gesund zu bleiben, sollte daher jeder, der mit Blutgruppe 0 ausgestattet ist, diese Gemüsearten von seinem Speiseplan streichen.

Wichtig für Typ 0: das Immunsystem modulieren

Der Bluttyp 0 zeichnet sich durch ein besonders schlagkräftiges Immunsystem aus. In Bezug auf Infektionen ist dies sicherlich von Vorteil. Auf der anderen Seite verstärkt die hohe Leistungsfähigkeit seines Immunsystems jedoch die Neigung, auch auf Reize aggressiv zu reagieren, die es gar nicht wert sind, beantwortet zu werden. Dadurch kommt es immer wieder zu Allergien oder zu übereifrigen Immunaktionen gegen körpereigene Zellen, wie sie beispielsweise der Arthritis zugrunde liegen.

Dieser Umstand bedeutet für den Speisezettel von Typ 0, dass er in verstärktem Maße Substanzen mit immunmodulierender Wirkung enthalten sollte. Immunmodulierend heißt, dass die allergischen Überreaktionen des Immunsystems abgeschwächt werden, ohne dabei seine Schlagkraft gegenüber wirklichen Feinden wie Bakterien, Viren und Giften einzuschränken.

Zu den Nahrungsmitteln mit großen Anteilen an immunmodulierenden Substanzen zählen Brokkoli, gelbe Zwiebeln und Grünkohl sowie Jasmin- und Rooibostee. Der letztgenannte

Rooibostee gilt in seiner Heimat Afrika schon lange als wirksames Heilmittel gegen Allergien.

Problematisch: Weizen- und Milchprodukte

So gut, wie der Typ 0 Fleisch verträgt, so schlecht kommt er mit Kuhmilch- und Weizenprodukten zurecht. Was nicht verwundern darf, denn im Dasein der Sammler und Jäger waren diese Nahrungsmittel nicht vorgesehen. Menschen mit der Blutgruppe 0 haben daher auch heute noch ihre Probleme damit. Sie neigen zur Milchunverträglichkeit, in Regionen wie beispielsweise Schwarzafrika, wo der Bluttyp 0 vorherrscht, ist auch der Prozentsatz an Menschen mit Milchunverträglichkeit besonders hoch.

Noch problematischer reagiert Typ 0 jedoch auf Weizenvollkornprodukte und Hülsenfrüchte. Bei diesen Nahrungsmitteln kommt es in Darm und Blutkreislauf zu Abwehrreaktionen, die sogar die Resorption anderer Nahrungsmittel beeinträchtigen. Weizenprodukte scheinen die Hauptschuld am Übergewicht von vielen Menschen mit Blutgruppe 0 zu tragen, da ihre Lektine deren Stoffwechsel stören.

Kann Bluttyp 0 ein Vegetarier sein?

Eine brisante Frage, denn die Entwicklungsgeschichte weist Menschen mit Blutgruppe 0 ausdrücklich als Fleischesser aus. Darüber hinaus haben sie große Probleme mit den Lektinen der Kuhmilch, so dass sie auch nicht auf die üblichen Milch- und Käseprodukte ausweichen können, um ihren hohen Eiweißbedarf zu decken.

Dennoch gibt es Wege, sich auch mit Blutgruppe 0 vegetarisch zu ernähren. Denn ein bis zwei Eier pro Woche sowie Schafs- und

Ziegenkäse werden von Typ 0 recht gut vertragen. Somit bleiben ihm schmackhafte Alternativen für die Versorgung mit hochwertigem Eiweiß und den Vitaminen und Mineralien, die überwiegend tierischer Herkunft sind. Problematisch wird es allerdings für Veganer mit der Blutgruppe 0, da sie ja nicht nur auf Fleisch, sondern generell auf tierische Produkte verzichten. Hier sind Defizite in der Versorgung mit Proteinen, Kalzium, Eisen und Vitamin B12 kaum zu vermeiden.

Dickmacher für Blutgruppe 0

Mais- und Weizenprodukte

Ihre Glutene verlangsamen den Stoffwechsel. Viele Menschen mit Blutgruppe 0 erzielen bereits Diäterfolge, wenn sie nur diese beiden Produkte von ihrem Speiseplan streichen.

Wasserlösliche Ballaststoffe

Einige pflanzliche Nahrungsmittel enthalten große Mengen an wasserlöslichen Ballaststoffen und damit an Lektinen, die von Typ 0 nur schwer verarbeitet werden können. Sie fördern damit die Gewichtszunahme. Ob sie die Muskeln allerdings »basisch« machen und dadurch die muskuläre Leistungsfähigkeit beeinträchtigen, wie D'Adamo behauptet, ist aus sportmedizinischer Sicht zweifelhaft.

Zu den Nahrungsmitteln mit einem hohen Anteil an wasserlöslichen Ballaststoffen gehören Bohnen, Linsen, Karotten, Radieschen, Rettich, Rosenkohl, Sellerie, Weißkohl und Zwiebeln. Die zuletzt genannten zählen allerdings wie der Knoblauch aufgrund ihrer Sulfide und der dementspechenden Lektinstruktur zu den Nahrungsmitteln, die dem Typen 0 auch einen gewissen Nutzen bringen. Beispielsweise verbessern sie die Fleischverdauung.

Schlankmacher für Blutgruppe 0

Seefisch

Enthält viel Jod, das die Produktion von Stoffwechsel anregenden Hormonen begünstigt. Menschen mit Blutgruppe 0 sollten wöchentlich mindestens zwei Fischgerichte essen – und das nicht nur dann, wenn sie abnehmen wollen.

Pu-Erh-Tee

Menschen mit Blutgruppe 0 können tierische Eiweiße noch besser verwerten, wenn sie zum Essen Pu-Erh-Tee trinken. Das traditionsreiche Getränk aus Südchina konnte in einer Studie beweisen, dass es die Ausschüttung von Eiweiß spaltenden Enzymen anregt. Darüber hinaus senkt es den Blutfettspiegel und verbessert die Schubkraft des Darms. Auslöser dieser positiven Effekte ist wahrscheinlich der hohe Catechingehalt des Getränks.

Leider wird Pu-Erh-Tee hierzulande oft in sehr schlechter Qualität angeboten. Kaufen Sie ihn nur dort, wo es ihn in unterschiedlichen Qualitätsstufen gibt – und entscheiden Sie sich dann für Tees der Klasse 1.

Mate-Tee

Eine echte Alternative zu Pu-Erh, falls Ihnen dieser zu teuer ist! Die südamerikanischen Gauchos trinken den Tee der Mate-Stechpalme schon seit Jahrhunderten, um damit Gewichts- und Verdauungsprobleme zu bekämpfen, die durch ihren exzessiven Fleischkonsum provoziert werden. Ein Forscherteam der französischen Université de Lausanne testete kürzlich zwölf Heilkräuter, die als so genannte Fatburner propagiert werden. Es zeigte sich, dass einzig und allein der Mate-Tee anregend auf unseren Fettstoffwechsel wirkt.

Essener Brot: die Backalternative **A B AB**

Menschen mit der Blutgruppe 0 haben große Probleme mit der Verwertung von Weizen und Mais. Doch auch Dinkel-, Roggen- und Reisbackwaren wirken allenfalls neutral, aber nicht positiv auf ihr Körpergewicht. Eine sehr gute Alternative ist das so genannte Essener Brot.

Es wurde vom jüdischen Essener-Orden erdacht, der zwischen dem 2. Jahrhundert v. Chr. und dem 4. Jahrhundert n. Chr. in der Region des Toten Meeres angesiedelt war (Essener spricht man übrigens mit langem zweiten e, also nicht wie die Einwohner der Ruhrgebietsmetropole). Die Mitglieder dieses Ordens waren entschiedene Feinde der damals üblichen Sklaverei, der Überlieferung nach sollen sie Sklaven freigekauft haben. Sie bekannten sich zu einer asketischen und naturnahen Lebensweise – und dazu gehörte auch ihr Brot.

Der wesentliche Unterschied der Essener Backspezialität zum üblichen Brot besteht darin, dass zu seiner Herstellung angekeimte Körner verwendet werden. Beim Keimen verändert das Getreide vollkommen seine Ballaststoff- und Lektinstruktur. Dies kommt dem Bluttyp 0 in besonderem Maße entgegen. Essener Brot ist aber auch für die übrigen Bluttypen sehr wertvoll und bekömmlich.

Leider wird Essener Brot nur in wenigen Bäckereien vertrieben. Eine Adressenliste dieser Geschäfte erhält man gegen Einsendung eines mit 2,20 DM frankierten Rückumschlags bei:

Horst Kroeger, Unterkatzbach 3, 83561 Ramerberg, Tel. 08039/408770.

Essener Brot selbst herstellen

Das Essener Brot kann man aber auch selbst herstellen. Lassen Sie Getreidekörner einer oder verschiedener Sorten keimen. Ein bis zwei Tage, nachdem sie aus dem Boden gekommen sind, werden die Keimlinge abgeschnitten, abgespült und durch einen Fleischwolf gedreht. Den milchig-weißen Saft, der dabei entsteht, kann man übrigens – gemischt mit etwas Wasser – als sehr mineral- und vitaminhaltiges Aufbaugetränk genießen. Für das Brot ist jedoch die verbleibende Teigmasse von Bedeutung. Sie wird in einer Schüssel mit Gewürzen (z. B. Meersalz, Ingwer und Sesam) vermischt und dann auf einem mit Oliven- oder Jojoböl bestrichenen Backblech verteilt.

Der Teig muss im vorgewärmten Ofen bei 50 Grad Celsius 8 bis 10 Stunden lang garen. Das Brot sollte am Ende die Konsistenz des üblichen Knäckebrots haben.

Wichtige Nahrungsmittel für Typ 0

Fleisch
- Rind
- Lamm
- Hammel
- Wild

Fisch
- Hecht
- Hering
- Kabeljau
- Makrele
- Seelachs
- Sardine
- Seehecht
- Seezunge

Back- und Teigwaren
- Essener Brot

Gemüse, Nüsse und Samen
- Algen
- Basmatireis
- Brokkoli
- Chicorée
- Endivie
- Grünkohl
- Knoblauch
- Kohlrabi
- Kürbis
- Kürbiskerne
- Meerrettich
- Petersilie
- Porree
- Rote Paprikaschoten
- Spinat
- Walnüsse
- Zwiebeln

Obst und Obstsäfte
- Ananas und Ananassaft
- Feigen
- Pflaumen und Pflaumensaft

Milchprodukte
- Butter
- Mozzarella
- Schafskäse
- Ziegenkäse

Getränke
- Mate-Tee
- Pu-Erh-Tee
- Rooibostee
- Mineralwasser

Gewürze
- Cayennepfeffer
- Curry (Achtung: Billigem Curry wird oft das Mehl von Hülsenfrüchten beigemischt.)
- Jodsalz
- Kurkuma
- Majoran
- Salbei

Problematische Nahrungsmittel für Typ 0

Fleisch
- Gans
- Schweinefleisch
- Speck

Fisch
- Räucherlachs
- Rollmops
- Salzhering
- Tintenfisch

Back- und Teigwaren
- Maisbackwaren
- Mehrkornbackwaren
- Nudeln aus Weizen- und Vollkornweizenmehl
- Pumpernickel
- Weizenbackwaren

Gemüse
- Auberginen
- Avocados
- Blumenkohl
- Champignons
- Chinakohl
- Hülsenfrüchte (Ausnahmen: Augen- und Pintobohnen)
- Kartoffeln

- Kohl
- Mais
- Rotkohl
- Shiitakepilze
- Weißkohl

Obst
- Erdbeere
- Honigmelone
- Kokosnuss
- Mandarine
- Orange
- Rhabarber

Milchprodukte
- Camembert
- Edamer
- Emmentaler
- Gouda
- Molke
- Parmesan
- Rahmkäse
- Schmelzkäse
- Speiseeis
- Vollmilch

Zerealien
- Cornflakes
- Haferflocken
- Weizenflocken
- Weizenkleie

Getränke
- Cola-Getränke
- Kaffee
- Limonaden
- Schwarzer Tee

Gewürze
- Apfelessig
- Balsamicoessig
- Kapern
- Muskatnuss
- Pfeffer, weißer und schwarzer
- Vanille
- Zimt

4. Das Kochbuch für Blutgruppe 0

Leckere Rezepte für alle Gelegenheiten

Pu-Erh-Tee: Das ideale Getränk für Typ 0

Bedeutung für Bluttyp 0:

Pu-Erh-Tee ist weder ein grüner noch ein schwarzer Tee. Fachleute bezeichnen ihn als postfermentierten Tee, da es sich bei ihm um einen grünen Tee handelt, der mit Hilfe von Mikroorganismen nachgewelkt wird.

Es werden ihm Gewicht reduzierende Wirkungen nachgesagt, doch ein Wundermittel ist er natürlich nicht. Wissenschaftliche Belege existieren jedoch dafür, dass er die Blutfettwerte senkt und die Eiweißverdauung verbessert. Dadurch wird er zu einem wichtigen Nahrungsmittel für den Bluttyp 0, der ja besonders viele tierische Proteine zu sich nimmt. Die positive Beeinflussung der Eiweißverwertung kann auch beim Abnehmen helfen.

Zutaten:

1 gestrichener TL Pu-Erh, Qualitätsstufe 1
1 Tasse (150 bis 200 ml) Wasser
oder
6 gestrichene TL Pu-Erh-Tee, Qualitätsstufe 1
1 l Wasser

Zubereitung:
Die Pu-Erh-Blätter werden auf den Boden einer Tasse oder Kanne gelegt und mit kochendem Wasser übergossen. Nun lässt man den Tee ziehen, zugedeckt, um seine flüchtigen ätherischen Öle im Aufguss zu behalten. Je nach Ziehdauer wirkt der Tee unterschiedlich.

Kurz
Wer den Pu-Erh-Tee zwei bis drei Minuten ziehen lässt, erhält einen relativ milden Aufguss mit rauchigem Geschmack und stark anregender Wirkung. Die medizinisch wichtigen Inhaltsstoffe haben sich in dieser kurzen Zeit bereits gelöst. Die für den guten alten Kräutertee üblichen zehn bis 15 Minuten Ziehzeit sind für die Wirksamkeit von Pu-Erh-Tee nicht nötig. Überhaupt lässt man in der Traditionellen Chinesischen Medizin, die uns ja auch Pu-Erh überlieferte, Tees nur kurz ziehen.

Mittel
Lässt man die Pu-Erh-Blätter drei bis fünf Minuten lang im heißen Wasser, schmeckt der Tee schon recht erdig. Das Koffein hat sich weitgehend an die Gerbstoffe gebunden. Die anregende Wirkung des Tees ist daher nur noch schwach. Die mittellange Zeit beim Ziehen ist für die meisten Teetrinker, in jedem Fall aber für Magenkranke, optimal. Unterstützung der Verdauungsorgane und Anregung halten sich hier die Waage.

Mehr als zehn Minuten
Nach einer so langen Zeit im heißen Wasser dominiert eindeutig das Erdige im Pu-Erh-Tee. Im Unterschied zu grünem und schwarzem Tee ist er jedoch auch jetzt noch genießbar. Die Gerbstoffe, die einen Tee bitter werden lassen, sind beim Pu-Erh einfach sanfter. Zehn-Minuten-Pu-Erh empfiehlt sich vor allem bei der Behandlung von Darmproblemen, etwa Durchfall.

Besonderheiten:
Pu-Erh kann – ähnlich wie Rooibos und grüner Tee – mehrmals aufgegossen werden. Bei höheren Qualitätsstufen sind bis zu vier Aufgüsse möglich. Vor diesem Hintergrund relativiert sich natürlich auch der hohe Preis, der für Pu-Erh im Verhältnis zu Kaffee oder vielen Schwarz- und Grünteesorten gezahlt werden muss. Denn für die Tagesration von drei bis vier Tassen Pu-Erh kommt man schon mit einem gestrichenen Teelöffel aus.

Folgeaufgüsse sollten prinzipiell kürzer ziehen als der erste Aufguss. Die Blätter sind ja bereits eingeweicht und geben daher ihre Inhaltsstoffe schneller an das Wasser ab. In der Regel reichen zwei Minuten. Ab dem zweiten Aufguss ist Pu-Erh-Tee koffeinarm und daher auch als Getränk für den Abend gut geeignet.

Es ist empfehlenswert, täglich drei bis vier Tassen Pu-Erh-Tee zu den Mahlzeiten zu trinken.

Mate-Tee

Bedeutung für Bluttyp 0:
Mate unterstützt die Verdauung von Fleisch. Zu diesem Zwecke wird er von den südamerikanischen Gauchos schon seit langer Zeit getrunken. Dass er den Fettstoffwechsel mobilisiert, wurde unlängst wissenschaftlich untermauert.

Zutaten:
1 gestrichener TL Mate
1 Tasse (150 bis 200 ml) Wasser
oder
6 gestrichene TL Mate
1 l Wasser

Zubereitung:
Den Tee mit kochendem Wasser überbrühen, 5 bis 10 Minuten ziehen lassen, danach abseihen.

Besonderheiten:
Mate enthält viel Koffein, doch wird dieses in seiner Wirkung durch bestimmte Inhaltsstoffe des Tees stark eingeschränkt. Dennoch sollte man nach 19 Uhr keinen Mate mehr trinken. Als Tagesdosis empfehlen sich drei Tassen, die jeweils zu den Mahlzeiten getrunken werden.

Rooibostee

Bedeutung für Bluttyp 0:
Der südafrikanische Rooibos- oder Rotbuschtee ist für Menschen mit Blutgruppe 0 in vielerlei Hinsicht ein hervorragendes Alltagsgetränk. Zum einen enthält er kein Koffein, so dass er das – gerade bei Typ 0 häufig angespannte – Nervenkostüm in Ruhe lässt. Es werden dem Rooibostee sogar schlafférdernde und leicht depressionshemmende Wirkungen nachgesagt. Darüber hinaus verbessert er die Verdauung von Fleisch, er kann sogar direkt bei der Fleischzubereitung verwendet werden. Nicht zuletzt wird Rooibos wegen seiner antiallergischen und kolikhemmenden Effekte geschätzt. Vor allem auf Nahrungsmittelallergien wirkt sich sein Genuss sehr positiv aus.

Zutaten:
1 TL Rooibos
1 Tasse (150 bis 200 ml) Wasser
oder
2 EL Rooibos
1 l Wasser

Zubereitung:
Rooibos mit kochendem Wasser überbrühen. 2 bis 3 Minuten zugedeckt ziehen lassen, anschließend abseihen.

Besonderheiten:
Sie können auch vom Rooibos einen zweiten Aufguss zubereiten. Dieser braucht nur noch 30 bis 60 Sekunden lang ziehen. Rooibos enthält keinerlei Koffein oder andere problematische Stoffe. Sie können bedenkenlos zwei bis drei Liter pro Tag von diesem köstlichen Tee trinken.

Ein knackiger Salat: Endivien mit rotem Paprika

B

(für 3 bis 4 Personen)

Bedeutung für Bluttyp 0:
Endiviensalat wird von Typ 0 sehr gut vertragen. Er enthält außerdem viel Vitamin C. Zwiebeln und Knoblauch fördern den Stoffwechsel von Bluttyp 0.

Zutaten:
1 Kopf Endiviensalat
1 rote Paprikaschote
Für die Sauce:
4 EL Olivenöl
1 EL Zitronensaft
2 EL fein gehackte Kräuter (Salatkräutermischung)
Salz
½ Zwiebel
1 Knoblauchzehe

Zubereitung:
Vom Endiviensalat die Blätter ablösen, gründlich waschen und gut abtropfen lassen. Die Paprikaschote entkernen, von den hellen Rippen befreien und in Streifen schneiden. Endiviensalat und Paprika miteinander vermischen.

Für die Sauce die Zwiebel schälen und die Hälfte davon klein hacken, den Knoblauch schälen. Zwiebel, Olivenöl, Zitronensaft, Kräuter und Salz miteinander vermischen, den Knoblauch hineinpressen. Die Sauce unter den Salat heben und sofort servieren.

Das exotische Obstgericht: Pflaumenchutney

A B AB

(für 4 Personen)

Bedeutung für Bluttyp 0:
Pflaumen gehören zu den wenigen Obstsorten, die den Stoffwechsel von Typ 0 unterstützen. Ingwer wirkt in Bezug auf den Blutfluss ähnlich wie Aspirin, er senkt also die Neigung zur Blutgerinnung und schützt damit vor Arteriosklerose. Dieses Gericht ist für die anderen Blutgruppen auch geeignet.

Zutaten:
500 g Pflaumen
10 g frischer Ingwer
10 g Senfkörner
2 EL Rosinen
3 EL Zitronensaft
75 g Zucker, ½ TL Salz
½ TL Gewürznelkenpulver
½ TL Chilipulver
½ geschnittene Zwiebel
150 ml Wasser

Zubereitung:
Die Pflaumen waschen und entsteinen. Den Ingwer schälen, zerschneiden und fein zerdrücken. Die Senfkörner in einem Mörser zerstoßen. (Verwenden Sie möglichst keine fertige Senfpaste, denn sie enthält meist Zusatzstoffe, die für Bluttyp 0 ungünstig sind.)

Alle Zutaten mit Ausnahme der Pflaumen und Rosinen im Wasser aufkochen. Dann die Pflaumen hinzufügen. Alles zusammen etwa 20 Minuten auf kleiner Flamme kochen, dabei immer wieder umrühren. Mit dem Mixstab pürieren. Die Rosinen zugeben und noch kurz mitkochen. In Gläser füllen und erkalten lassen. Pflaumenchutney schmeckt am besten gut gekühlt.

Die wichtige Beilage: Basmatireis A B AB

Menschen mit Blutgruppe 0 sollten möglichst keine Kartoffeln und auch keine Nudeln aus Weizen und Eiern essen. Dagegen hat Reis eine Lektinstruktur, die für ihr Verdauungssystem erheblich günstiger ist. Besonders gut für Typ 0 ist der herrlich duftende Basmatireis.

Auf vielen Basmatireispackungen ist seine Zubereitung beschrieben. Wer ihn jedoch besonders schmackhaft will, sollte ihn nach folgendem Rezept kochen.

Zutaten:
1 Tasse (ca. 200 g) Basmatireis
Wasser
Den Reis in frischem Wasser waschen und in eine Schüssel geben, mit Wasser auffüllen, bis die Reiskörner bedeckt sind. Etwa 20 Minuten einweichen lassen. Während der Einweichzeit 2 Liter Wasser in einem Topf zum Kochen bringen.

Zubereitung:
Dann Reis und Wasser über dem Waschbecken durch ein Haarsieb gießen. Den Reis aus dem Sieb ins kochende Wasser geben. Dabei gut umrühren, damit die Körner nicht am Topfboden kleben bleiben!

5 Minuten kochen lassen (die kurze Garzeit unterscheidet Basmatireis von anderen Reissorten wie etwa Langkornreis). Schließlich den Reis durch das Haarsieb abgießen und gründlich abtropfen lassen.

Vegetarisches zum Mittagessen: Lauch-Zucchini-Curry

(für 2 Personen)

Bedeutung für Bluttyp 0:
Die Stärke dieses Gerichts sind seine Gewürze. Knoblauch, Kurkuma (Gelbwurz) und Petersilie werden allesamt als günstig für Bluttyp 0 angesehen: Sie stärken die Verdauung. Knoblauch und Kurkuma wirken außerdem wie Aspirin, sie senken nämlich die Neigung zur Blutgerinnung und beugen damit Arteriosklerose vor.

Zutaten:
250 g Lauch
250 g Zucchini
2 EL Butter
150 ml Gemüsebrühe
2 Knoblauchzehen
1 Messerspitze Ingwerpulver
1 gestrichener TL Kurkumapulver
1 EL gehackte Petersilie
Salz

Zubereitung:
Den Lauch waschen, halbieren und in schmale Streifen schneiden. Die Zucchini schälen und in dünne Scheiben schneiden.

Butter erhitzen, den gepressten Knoblauch sowie Ingwer- und Kurkumapulver kurz darin anbraten. Lauch und Zucchini hinzufügen und unter Rühren 4 Minuten lang braten. Mit der Gemüsebrühe aufgießen und zugedeckt weitere 4 Minuten lang kochen lassen.

Beim Servieren die einzelnen Portionen mit der Petersilie garnieren.

Das Rindfleischgericht: Gulasch in Backpflaumensauce **B**

(für 4 Personen)

Bedeutung für Bluttyp 0:
Rindfleisch und Pflaumen gehören zu den Nahrungsmitteln, die sich positiv auf den Stoffwechsel und das Immunsystem von Typ 0 auswirken. Wichtig ist, dass Sie das Gericht auch tatsächlich mit Olivenöl zubereiten, denn das ist nicht nur sehr bekömmlich für Typ 0, es passt auch geschmacklich am besten zu den Backpflaumen.

Zutaten:
250 g Backpflaumen
1 große Zwiebel
3 EL Olivenöl
500 g Rindergulasch
2 TL Jodsalz
1 Gewürznelke
1 gestrichener TL Paprikapulver, edelsüß
250 ml Wasser

Zubereitung:
Die Pflaumen waschen, die Zwiebel schälen und in kleine Würfel schneiden.

Das Öl im Topf erhitzen, die Zwiebel darin glasig dünsten. Das Fleisch hinzugeben und von allen Seiten anbraten. Das Wasser dazugießen, sämtliche Gewürze hinzufügen. Bei geschlossenem Deckel mindestens 30 Minuten bei schwacher Hitze schmoren lassen. Die Pflaumen hinzugeben und alles zusammen weitere 15 Minuten schmoren lassen.

Besonderheiten:
Diese Backpflaumenspeise kommt aus dem Iran und wird dort mit Muskat und Zimt zubereitet. Beide Gewürze sind jedoch für Typ 0 nicht geeignet, sie wurden daher durch Gewürznelke und Paprika ersetzt. Sie werden sehen beziehungsweise schmecken: Mit ein wenig Experimentierfreude kann man die blugruppenspezifischen Einschränkungen sehr gut ausgleichen.

Das Fischgericht: Dorschragout

→**AB**

(für 4 Personen)

Bedeutung für Bluttyp 0:
Dorsch ist kalorienarm und reich an Jod. Das folgende Rezept ist nicht nur gut verdaulich, sondern auch leicht zuzubereiten.

Zutaten:
800 g Dorschfilet
2 große Stangen Lauch
2 Zwiebeln
4 Möhren
2 Fleischtomaten
4 EL Butter
Salz
weißer Pfeffer
2 EL Zitronensaft
3 EL Olivenöl
Paprikapulver, edelsüß
1 Bund Petersilie

Zubereitung:
Den Lauch putzen, der Länge nach halbieren, waschen und in etwa 0,5 cm breite Streifen schneiden. Die Zwiebeln schälen und fein hacken. Die Möhren schälen, waschen und klein würfeln.

Die Tomaten mit kochendem Wasser überbrühen, einschneiden, häuten und halbieren. Die Kerne und Stielansätze entfernen, das Fruchtfleisch klein schneiden.

Die Butter erhitzen. Den Lauch, die Zwiebeln und die Möhren darin bei schwacher Hitze etwa 10 Minuten lang braten. Die Tomaten hinzufügen, salzen und pfeffern, aufkochen lassen und warm halten.

Den Fisch in mundgerechte Stücke schneiden, salzen und mit dem Zitronensaft beträufeln. In einer Pfanne das Öl erhitzen, den Fisch etwa 3 Minuten darin anbraten, dabei einmal wenden. Dann mit Paprikapulver und Salz würzen und unter das Gemüse heben.

Die Petersilie waschen, trocken schütteln und fein hacken. Über das Ragout streuen.

Das Lammgericht: Exotisches Lammcurry mit Bananen **B**

(für 4 Personen)

Bedeutung für Blutgruppe 0:
Lammfleisch wird von Bluttyp 0 optimal verwertet, Ananassaft sorgt mit seinen Enzymen für eine weitere Verbesserung der Eiweißverdauung.

Zutaten:
500 g Lammschulter
250 g Zwiebeln
250 g frische Ananas
2-3 mittelgroße Bananen
½ l Fleischbrühe
frischer Koriander (ersatzweise Petersilie)
2 EL Butterschmalz

Für die Currypaste:
2 große getrocknete rote Chilischoten
1 Knoblauchzehe
1 gestrichener TL Koriandersamen
1 gestrichener TL Kreuzkümmel
10 g frischer Ingwer
½ TL Salz

Zubereitung:
Die Chilis entkernen, 10 Minuten in warmem Wasser einweichen, dann zusammen mit den Gewürzen für die Currypaste pürieren oder im Mörser sehr fein zerstoßen.

Das Fleisch in etwa 3 cm große Würfel schneiden, Butterschmalz stark erhitzen, das Fleisch darin braun braten. Hitze reduzieren, die geschälten und geviertelten Zwiebeln dazugeben und unter Rühren anbraten.

Die Paste mit der Brühe verrühren, dazugeben und alles im geschlossenen Topf 50 Minuten lang schmoren lassen. Die in Scheiben geschnittenen Bananen und die Ananasstücke zugeben und 10 Minuten lang miterhitzen. Abschmecken, eventuell nachsalzen und mit dem fein gehackten Koriander (oder der Petersilie) bestreuen.

Besonderheiten:
Wer die verschiedenen Gewürze für die Currypaste nicht bekommt, kann auch Currypulver nehmen. Zu diesem Gericht reichen Sie am besten Basmatireis. Diese Reissorte wird im Unterschied zum gewöhnlichen Paraboiled Reis von Blutgruppe 0 optimal vertragen.

Die vegetarische Alternative für Typ 0: Kohlrabi-Mungo-Salat

A

(für 4 Personen)

Bedeutung für Bluttyp 0:
Kohlrabi wird von Bluttyp 0 optimal verdaut. Das Olivenöl wirkt bei ihm als Mobilisator des Stoffwechsels. Dieses Rohkostgericht hat einen hohen Sättigungsgehalt.

Zutaten:
4 kleine Kohlrabi
2 kleine Möhren
200 g Mungobohnensprossen
2 Eigelb
Salz
1 TL milder Senf
Saft von 1 Zitrone
6 EL Olivenöl

Zubereitung:
Kohlrabi und Möhren schälen. Beides mit einer Reibe grob raspeln. Mungobohnensprossen waschen und mit Kohlrabi und Möhrenstückchen vermischen.

Die beiden Eigelb mit Senf, Zitronensaft und etwas Salz cremig schlagen und unter weiterem Schlagen das Öl einlaufen lassen.

Das Dressing über den Salat gießen und alles gründlich miteinander verrühren. Vor dem Servieren noch etwa 30 Minuten ziehen lassen.

Das leckere Gemüse-Kräuter-Gericht

→A

(für 2 Personen)

Bedeutung für Bluttyp 0:
Kohlrabi und Walnüsse zählen zu den Verdauungshilfen für Menschen mit Blutgruppe 0, sie sind besonders gut bekömmlich und mobiliseren den Stoffwechsel.

Zutaten:
1 kleiner Kohlrabi
10 Radieschen
100 g Möhren
75 g Salatgurke
2 Frühlingszwiebeln
1 EL Walnusskerne
2 EL Zitronensaft
2 EL Walnussöl
Salz
Cayennepfeffer
½ Bund Petersilie
½ Bund Basilikum

Zubereitung:
Den Zitronensaft mit Öl verrühren, dann mit Salz und Cayennepfeffer abschmecken. Den Kohlrabi schälen, die Radieschen putzen und waschen. Die Möhren waschen, putzen und schälen. Alles in kleine Würfel schneiden.

Die Frühlingszwiebeln waschen, putzen und in feine Ringe schneiden. Die Walnusskerne hacken. Petersilie und Basilikum waschen, trocken schütteln und ebenfalls klein hacken.

Alle Zutaten im Dressing mischen und den Salat noch einmal mit Salz und Cayennepfeffer abschmecken. Nach Belieben Essener Brot dazu reichen.

Rinderfilet mit Kürbis-Mango-Curry B

(für 2 Personen)

Bedeutung für Bluttyp 0:
Blutgruppe 0 kann im Unterschied zu den anderen Bluttypen Rindfleisch sehr gut verwerten. Curry wirkt in diesem Gericht als zusätzliche Verdauungshilfe.

Zutaten:
200 g Kürbisfleisch
1 Mango
350 g Rinderfilet
1 TL Curry
etwas Zitronensaft
Zucker
1 EL Creme fraîche
Butter
Salz

Zubereitung:
Den Kürbis in Würfel schneiden und in heißer Butter glasig schmoren. Dann mit Curry bestreuen und mit Zitronensaft und Zucker süßsauer abschmecken.

Die Mango schälen, das Fruchtfleisch würfeln und zum Kürbis geben. Noch 1 Minute lang schmoren lassen.

Das Filet in schmale Streifen schneiden und in heißer Butter in einer zweiten Pfanne braun braten. Dann Creme fraîche und das Kürbis-Mango-Gemüse hinzugeben und miteinander vermischen, mit Salz abschmecken. Nach Belieben Basmatireis dazu servieren.

Rinderfilet mit Brokkoli **B**

(für 1 Person)

Bedeutung für Bluttyp 0:
Ein weiteres Rezeptt mit Rindfleisch, das von Blutgruppe 0 besonders gut verwertet wird. Das folgende Gericht ist mit 260 kcal recht arm an Kalorien, aber trotzdem sättigend.

Zutaten:
2 dünne Scheiben (jeweils 50 bis 70 g) Rinderfilet
50 g kleine Schalotten (im Ganzen)
50 g feine Karotten (im Ganzen)
100 g Brokkoli (in Röschen)
1 Knoblauchzehe
250 ml Fleischbrühe
1 EL Butter

Zubereitung:
Die Karotten und Schalotten in der heißen Brühe 6 bis 8 Minuten kochen. Dann die Brokkoliröschen hinzugeben und den geschälten Knoblauch hineinpressen. Alles zusammen weitere 3 Minuten am Köcheln halten.

Das Gemüse aus der Brühe heben. Dann das Rinderfilet in die nicht mehr kochende Brühe legen und 1 Minute garen, bis das Fleisch gerade grau geworden ist.

Das Fleisch aus der Flüssigkeit nehmen und mit dem Gemüse anrichten. Butter auf dem Gemüse schmelzen lassen, noch etwas Brühe darüberträufeln.

Wer mag, kann Reis dazu servieren.

Kalbsgeschnetzeltes mit Wurzelgemüse

B

(für 2 Personen)

Bedeutung für Bluttyp 0:
Kalbsfleisch kann von Bluttyp 0 sehr gut verwertet werden.

Zutaten:
250 g Kalbsschnitzel
200 g Möhren
150 g Sellerie
1 TL abgeriebene Zitronenschale
2 Knoblauchzehen
150 ml Fleischbrühe
2 EL Butter
2 TL gehackte Petersilie
1 TL Curry
Salz

Zubereitung:
Das Fleisch quer zum Faserverlauf in feine Streifen schneiden, mit Salz und Zitronenschale würzen. In der zerlaufenen Butter unter häufigem Wenden anbraten und mit Curry bestreuen. Das Fleisch aus der Pfanne nehmen und zugedeckt warm halten.

Möhren und Sellerie waschen, schälen und fein schneiden. Dann im verbliebenen Bratfett anschmoren, den Knoblauch schälen und hineinpressen. Die Brühe hinzufügen und das Gemüse zugedeckt gar dünsten. Das Fleisch unter das Gemüse mischen, mit Petersilie bestreuen. Als Beilage eignet sich Reis, am besten Basmatireis.

Leber mit Apfelgemüse – für Bluttyp 0 kein Problem

(für 1 Person)

Bedeutung für Bluttyp 0:
Die Leber ist zwar reich an Cholesterin und Kalorien, für Bluttyp 0 zählt sie aber zu den positiven Speisen. Sie wird von ihm besonders gut verwertet und ist außerdem eine der wenigen Fleischsorten, die wirklich reich an Vitaminen sind. Menschen mit Blutgruppe 0 können getrost ein Lebergericht pro Woche genießen.

Zutaten:
150 g saurer Apfel (Glockenapfel oder Boskop)
2 kleine Scheiben Kalbsleber (jeweils 50 bis 70 g)
1 TL Butter
100 ml Fleischbrühe
1 zerstoßene Gewürznelke
1 TL Zitronensaft
1 TL Lein- oder Rapsöl
½ TL frische Rosmarinblättchen
Salz
1 TL Paprikapulver, edelsüß

Zubereitung:
Den Apfel würfeln und in Butter kurz andünsten. Mit Nelke und etwas Salz würzen. Brühe und Zitronensaft hinzugießen und alles zusammen 2 bis 3 Minuten dünsten.

Die Leber im Öl von beiden Seiten bei mäßiger Hitze braten. Rosmarin mit in die Pfanne geben und am Schluss mit Salz und Paprika würzen.

Zusammen mit dem Apfelgemüse anrichten. Nach Belieben mit einem Rosmarinzweig oder rotem Paprika garnieren.

Das bekömmliche Wildgericht: Hirschfilet in Kirschsauce

B

(für 2 Personen)

Bedeutung für Bluttyp 0:
Hirschfleisch ist für Bluttyp 0 – wie andere Wildsorten auch – gut bekömmlich.

Zutaten:
300 g Hirsch- oder Rehfilet
200 g Kirschen aus dem Glas
2 EL Creme fraîche
2 EL Olivenöl
1 Messerspitze Cayennepfeffer
250 ml Kirschsaft
2 Stängel krause Petersilie
Salz

Zubereitung:
Die Filetstücke mit Cayennepfeffer und Öl bestreichen und in eine heiße Pfanne legen. Von beiden Seiten gerade gar braten, dann salzen. Das Fleisch herausnehmen und warm halten.

Den Kirschsaft in die Pfanne geben und kurz aufkochen. Die Kirschen mit der Creme fraîche dazugeben. Dann die Filetstücke in den Kirsch-Sahne-Sud einlegen und zugedeckt einige Minuten lang ziehen lassen. Mit Petersilienzweigen anrichten.

Besonderheiten:
Statt der Kirschen können Sie auch Aprikosen, Pfirsiche oder Birnenhälften nehmen. Statt des Hirschfilets können Sie auch Hasenfilet verwenden.

Kabeljaufilet auf Gemüsejulienne

A B AB

(für 2 Personen)

Bedeutung für Bluttyp 0:
Kabeljau ist für Bluttyp 0 sehr gut bekömmlich, er ist reich an Eiweiß und arm an Kalorien.

Zutaten:
2 Kabeljaufilets (zu jeweils 200 g)
200 g Möhren
100 g Sellerie
100 g Lauch
2 EL Zitronensaft
500 ml Gemüsebrühe
1 EL gehackte Petersilie
1 EL gehackter Dill
Salz
ein paar Zitronenspalten

Zubereitung:
Das Kabeljaufilet kurz waschen, trocken tupfen, mit Zitronensaft beträufeln und leicht salzen.

Das Gemüse waschen, schälen und in kleine Stücke schneiden. In der Brühe halb gar kochen. Dann den Fisch auf das Gemüse legen und bei schwacher Hitze 10 Minuten lang dünsten. Schließlich Fisch und Gemüse mit den Kräutern bestreuen und mit ein paar Zitronenspalten servieren.

Die 7-Tage-Diät für Blutgruppe 0

Das brauchen Sie für die 7-Tage-Kur für Typ 0

pro Person

Getreide und -produkte

6 Scheiben Essener Brot
5 Scheiben Knäckebrot (Roggen)
150 g Basmatireis oder Naturreis
200 g Hirse
100 g Gerste
20 g gekeimter Dinkel

Gemüse, Nüsse und Samen

300 g Tomaten
300 g Mangold
2 Knoblauchzehen
50 g Rucola
150 g Kirschtomaten
2 rote Paprikaschoten
1 Stange Lauch
1 rote Chilischote
1 kleiner Kohlrabi
1 kleine gelbe Paprikaschote
300 g Möhren
50 g Sellerie
Petersilie
7 Walnüsse
50 g Sonnenblumenkerne

Obst, Trockenobst und Obstsaft

1 Banane
4 säuerliche Äpfel
4 Zitronen
4 Pflaumen oder Trockenpflaumen
100 g getrocknete Feigen
30 g Rosinen
4 EL Pflaumen- oder Ananassaft
2 EL Preiselbeeren

Fleisch

200 g ausgelöste Lammkeule
20 g gemischtes Hackfleisch
20 g fein gehackte Kalbsleber
125 g mageres Rinderhackfleisch
4 Rehmedaillons zu jeweils 40 bis 50 g
100 g Putenschnitzel
Leberwurstaufstrich

Fisch
1 Heilbuttsteak
(250 bis 300 g)
200 g Kabeljaufilet
120 g kleine Garnelen in
der Schale

Milchprodukte
200 g Mozzarella
2 Stück Ziegenkäse (je 30 g)
2 Scheiben Schafskäse
250 g Butter
50 g Creme fraîche

Getränke
Mate-Tee
Pu-Erh-Tee

Gewürze und Kräuter
Zucker
Salz
Cayennepfeffer
Rosmarin
Kreuzkümmel
Pfefferminze
Basilikum
Salbei
Kümmelpulver
Fenchelpulver
Curry
Zitronenmelisse
Lorbeerblatt
Gewürznelke
Thymian
Ingwerpulver
für etwa 1 l Gemüsebrühe
für 200 ml Hühnerbrühe
Sojasauce

Sonstiges
½ l Olivenöl
Lein- oder Sesamöl
2 Eier
Pflaumen- oder
Apfelkonfitüre
30 ml Weißwein
100 ml Rotwein
Tomatenmark

Wer keine Diät macht, braucht zusätzlich Reis, Essener Brot und Dinkelbrot.

Montag

Frühstück
(für 1 Person):

2 Scheiben Essener Brot mit Butter und dünnem Leberwurstaufstrich.

Dazu 1 bis 2 Tassen Mate- oder Pu-Er-Tee.

Mittagessen: Gebackener Heilbutt mit Rosmarin
(für 2 Personen)

Zutaten:
Olivenöl
2 Heilbuttsteaks (zu jeweils 250 bis 300 g)
Salz
1 Messerspitze Cayennepfeffer
½ gehackte Zwiebel
400 g gehäutete, klein gehackte Tomaten
1 EL gehackte Rosmarinblätter

Zubereitung:
Die Heilbuttsteaks mit Salz, Rosmarin und Cayennepfeffer würzen sowie mit den Tomaten- und Zwiebelstücken belegen. 2 Stücke Aluminiumfolie mit reichlich Olivenöl bestreichen und die vorbereiteten Steaks einzeln darin einwickeln. Auf ein Backblech legen und im vorgeheizten Ofen etwa 15 Minuten lang bei 180 Grad garen.

Zu Heilbutt passt Basmatireis oder ein knackiger Endiviensalat. Dazu 1 bis 2 Tassen Matetee pro Person.

Abendessen: Hirse mit Mangold und Tomaten

→AB

(für 2 Personen)

Zutaten:
300 g Mangold
1 Tomate
½ Zwiebel
1 Knoblauchzehe
200 g Hirse
250 ml Gemüsebrühe
2 TL Olivenöl
2 TL Zitronensaft
Salz
Cayennepfeffer
1 gestrichener TL gemahlener Kreuzkümmel

Zwiebel und Knoblauch schälen und fein hacken. Mangold waschen und trocken schütteln. Die Blätter und Stiele zerkleinern. Die Tomate waschen und würfeln, dabei die Stielansätze entfernen.

Die Hirse in einem Sieb kalt abspülen, abtropfen lassen und in einen Topf geben. Die Gemüsebrühe dazugießen und aufkochen lassen. Alles zusammen bei schwacher Hitze 20 Minuten lang köcheln lassen.

Währenddessen Knoblauch- und Zwiebelstücke in einer Pfanne mit dem Olivenöl andünsten, dann Mangold, Tomatenstücke und Zitronensaft hinzufügen. Alles etwa 10 Minuten lang bei geschlossenem Deckel garen, bis der Mangold bissfest ist. Das Gemüse mit Salz und Cayennepfeffer würzen.

Die Hirse mit Salz und Kreuzkümmel würzen und mit dem Mangoldgemüse auf 2 Tellern anrichten. Dazu 1 Tasse Pu-Erh-Tee pro Person.

Dienstag

Frühstück

(für 1 Person):

1 mittel- bis hart gekochtes Ei.
2 Scheiben Essener Brot mit Butter und etwas Pflaumen- oder Apfelkonfitüre.

Dazu 1 bis 2 Tassen Mate- oder Pu-Erh-Tee.

Mittagessen: Lammsalat »Dakota«

(für 4 Personen)

Zutaten:
400 g ausgelöste Lammkeule
100 g gekochte Gerste
100 g Sonnenblumenkerne
100 g Rucola
250 g Kirschtomaten
Olivenöl
Salz
Cayennepfeffer

Für das Dressing:
2 EL Zitronensaft
1 Prise Salz, Cayennepfeffer
1 Prise Zucker
6 EL Olivenöl
2 EL gehackte frische Pfefferminze
1 EL gehacktes Basilikum

Zubereitung:
Die Sonnenblumenkerne in einer Pfanne ohne Fett rösten, abkühlen lassen und mit der gekochten Gerste vermischen, einige Kerne zurücklassen.

Für das Dressing alle Zutaten der Reihenfolge nach gut miteinander verschlagen. Einen Teil davon unter die Gerste mit den Sonnenblumenkernen geben und durchziehen lassen.

In der Zwischenzeit die Lammkeule in kleine Stücke teilen. Im erhitzten Olivenöl rosa braten und ruhen lassen. Dann in dünne Scheiben schneiden und mit Salz und Cayennepfeffer würzen. Rucola und Tomaten putzen und waschen. Die Tomaten je nach Größe halbieren oder vierteln.

Auf vier Tellern dekorativ verteilen, die Gerste mit den Sonnenblumenkernen dazugeben, das Lammfleisch darauf verteilen und mit Dressing beträufeln. Zum Schluss mit einigen Sonnenblumenkernen bestreuen.

Dazu 1 bis 2 Tassen Mate- oder Pu-Erh-Tee trinken.

Abendessen

(für 1 Person):

2 Scheiben Knäckebrot mit Butter, dazu etwa 100 g Mozzarella, mit Oregano oder Basilikum sowie reichlich Zitronensaft angerichtet.

Dazu 1 Tasse Pu-Erh-Tee.

Mittwoch

Frühstück
(für 1 Person):

2 bis 3 Scheiben Knäckebrot (auf Roggengrundlage) mit dünnem Leberwurstaufstrich.

Dazu 1 bis 2 Tassen Mate- oder Pu-Erh-Tee.

Vormittagssnack

1 bis 2 Pflaumen

Mittagessen: Gebackene Äpfel mit Fleischfüllung
(für 4 Personen)

Zutaten:
4 große, herb-säuerliche Äpfel
2 EL Zitronensaft
70 g gemischtes Hackfleisch
70 g fein gehackte Kalbsleber
½ TL gehackter Salbei
Salz
Cayennepfeffer
1 Prise Zucker
20 g Butter für die Form
120 ml Weißwein

Zubereitung:
Die Äpfel waschen und aushöhlen. Das Fruchtfleisch hacken, mit

1 EL Zitronensaft mischen. Mit dem Hackfleisch, der Leber, Salbei, Salz, Pfeffer, Zucker und dem restlichen Zitronensaft vermengen, abschmecken.

Die ausgehöhlten Äpfel mit der Masse füllen, in eine flache, mit etwas Butter gefettete Auflaufform setzen. Die restliche Butter in Flöckchen darauf verteilen, den Weißwein dazugießen. Im auf 200 Grad vorgeheizten Backofen 30 Minuten lang backen.

Als Getränk passt hierzu Rooibostee, als Alternative Mate. Trinken Sie 1 bis 2 Tassen.

Abendessen: Salbeigarnelen

(für 4 Personen)

Zutaten:

450 g kleine Garnelen in der Schale
15 EL Olivenöl
20 frische Salbeiblätter
Salz
Cayennepfeffer

Zubereitung:

Die Garnelen unter kaltem Wasser abspülen, mit Küchenkrepp trocknen.

Das Olivenöl in der Pfanne bei mittlerer Temperatur erhitzen. Die Salbeiblätter 2 Minuten anbraten, dann die Garnelen zugeben, den Deckel auflegen und 2 Minuten garen. Den Deckel abheben, die Garnelen mit Salz und Pfeffer würzen. Bei schwacher Hitze noch 2 Minuten weiter garen. Die Garnelen mit dem Salbei auf einer vorgewärmten Platte servieren.

Reichen Sie dazu Weißwein (für jede Person 1 bis 2 Gläser).

Donnerstag

Frühstück: Gerstensuppe A AB

Zutaten:
30 g Gerste, gemahlen
250 ml Gemüsebrühe
Kümmelpulver
Fenchelpulver
Salz

30 g fein gemahlene Gerste in 250 ml kochende Gemüsebrühe einrühren. 10 Minuten auf kleiner Flamme köcheln lassen, mit gemahlenem Kümmel und Fenchelsamen sowie etwas Salz würzen. 15 Minuten quellen lassen. Essen Sie die Suppe möglichst langsam und speicheln Sie sie gut ein.

Dazu 1 mittel- bis hart gekochtes Ei sowie 1 Tasse Mate- oder Pu-Erh-Tee.

Mittagessen: Chinesische Reispfanne B

(für 2 Personen)

Zutaten:
125 g Basmatireis
1 EL Butter
250 g mageres Rinderhackfleisch
Curry
2 rote Paprikaschoten
2 Stangen Lauch
1 EL Sojasauce

Zubereitung:
Den Basmatireis nach obigem Rezept oder nach Anweisung auf der Packung zubereiten. Alternativ dazu kann auch Langkornreis genommen werden.

Während der Reis gart, Butter im Wok oder in einer Pfanne erhitzen, das Hackfleisch darin bei mittlerer Hitze unter ständigem Rühren krümelig anbraten. Dabei mit Salz und Curry kräftig würzen.

Paprikaschoten und Lauch waschen und putzen. Paprika in schmale Streifen und Lauch in feine Ringe schneiden. Das Gemüse zum Fleisch geben und untermischen. Mit der Sojasauce würzen, dann 5 bis 7 Minuten bei mittlerer Hitze schmoren lassen. Zum Schluss den Reis dazugeben und unterrühren.

Dazu 1 bis 2 Tassen Pu-Erh-Tee oder Grünen Tee. Sie passen geschmacklich am besten zu chinesischen Gerichten.

Abendessen: Hirse mit Mangold und Tomaten

(für 2 Personen)

Das Rezept finden Sie beim Abendessen vom Montag.

Freitag

Frühstück: Feigen nach altjüdischer Art A B AB

(für 1 Person)

Zutaten:
100 g getrocknete Feigen
30 g Rosinen
1 saurer Apfel
2 EL Zitronensaft
4 Walnüsse
Zucker nach individuellem Geschmack

Zubereitung:
Die Feigen sollten schon am Abend zuvor gewaschen, entstielt und in Wasser eingelegt werden, dann sind sie am Morgen schön weich.

Die Rosinen zusammen mit den eingeweichten Feigen in etwas Wasser aufkochen und bei schwacher Hitze 15 Minuten köcheln lassen. In der Zwischenzeit den Apfel schälen und entkernen. Den Apfel zerkleinern und zusammen mit dem Zitronensaft zu dem Feigen-Rosinen-Gemisch geben, das Ganze noch 2 Minuten köcheln lassen. Am Schluss die zerkleinerten Walnüsse hinzufügen und nach Belieben mit Zucker süßen.

Dazu 1 Tasse Mate- oder Pu-Erh-Tee.

Mittagessen: Kabeljaufilets mit rotem und gelbem Paprika

B

(für 2 Personen)

Zutaten:
300 bis 400 g Kabeljaufilet
1 Messerspitze Cayennepfeffer
1 EL Zitronensaft
je 1 kleine gelbe und rote Paprikaschote
1 EL Olivenöl
Salz
100 ml Gemüsebrühe

Zubereitung:
Das Fischfilet mit Küchenpapier gut trocken tupfen und in 4 gleiche Portionen schneiden. Bei tief gefrorenem Fisch fällt die Portionierung leichter, weil er bereits in Scheiben angeboten wird. Die Fischstücke rundherum mit Cayennepfeffer und Zitronensaft einreiben und beiseite stellen.

Die Paprikaschoten waschen, vierteln, entstielen und vom Kern und den dicken Rippen befreien, dann in schmale Streifen schneiden.

Das Öl in einer Pfanne erhitzen. Die Paprikastreifen hineingeben und kurz anbraten. Etwas Salz zugeben, schließlich mit der Gemüsebrühe ablöschen.

Die Fischstücke auf die Paprikastreifen legen, alles zusammen zugedeckt etwa 10 Minuten bei geringer Hitze köcheln lassen, bis der Fisch gar ist. Zum Schluss etwas Salz darüberstreuen.

Dazu schmecken Natur- oder Basmatireis. Als Getränk eignet sich Matetee.

Abendessen
(für 1 Person):

2 Scheiben Knäckebrot oder Essener Brot mit Butter. Dazu etwa 100 g Mozzarella, mit Oregano oder Basilikum anrichten und mit reichlich Zitronensaft beträufeln.

Dazu 1 Tasse Pu-Erh-Tee.

Samstag

Frühstück: Pikantes Dinkelfrühstück B
(für 1 Person)

Zutaten:
20 g gekeimter Dinkel
4 EL Pflaumen- oder Ananassaft
50 g Möhren
50 g Sellerie
50 g säuerlicher Apfel (Granny Smith oder Klarapfel)
2 TL gehackte Zitronenmelisse
1 mittelgroße (100 g) Banane

Die gekeimten Dinkelkörner mit dem Handmixer zerkleinern (oder nach Wunsch auch ganz lassen). Den Dinkel mit dem Pflaumen- oder Ananassaft verrühren.

Die Möhren, den Sellerie und den Apfel ebenfalls mit dem Handmixer zerkleinern. Mit der Zitronenmelisse unter den Dinkel mischen. Von der Banane 4 Scheiben zum Garnieren beiseite legen, den Rest würfeln und unter den Dinkel heben. Das Sprossenfrühstück in eine Schale füllen, garnieren.

Dazu 1 Tasse Mate- oder Pu-Erh-Tee.

Mittagessen: Rehmedaillons

→B

(für 2 Personen)

Zutaten:

8 Rehmedaillons zu jeweils 40 bis 50 g
1 kleine Zwiebel
1 EL Butter
1 EL Lein- oder Sesamöl
200 ml Rotwein
1 Lorbeerblatt
1 Gewürznelke
½ TL getrockneter Thymian
2 EL Preiselbeeren
1 EL Tomatenmark
100 g Creme fraîche
Salz
Cayennepfeffer

Die Zwiebel schälen und klein hacken. Die Butter und das Öl in der Pfanne erhitzen, die Medaillons darin bei starker Hitze 1 bis 2 Minuten anbraten, herausnehmen, salzen.

Die Zwiebelwürfel im übrig gebliebenen Bratfett bei schwacher Hitze andünsten. Mit dem Rotwein ablöschen. Lorbeer, Nelke und Thymian hinzugeben. Die Preiselbeeren einrühren. Die entstandene Sauce um ein Drittel einkochen lassen. Mit Salz und Cayennepfeffer würzen. Die Sauce durch ein Sieb gießen, wieder in die Pfanne geben, Tomatenmark und Creme fraîche unterrühren. Die Rehmedaillons in die Sauce legen und etwa 3 Minuten lang erwärmen. Zum Schluss die Medaillons auf zwei Tellern anrichten und mit der Preiselbeersauce überziehen.

Dazu schmeckt Basmati- oder Langkornreis. Trinken Sie 1 bis 2 Tassen Mate- oder Pu-Erh-Tee dazu.

Abendessen: Marinierter Ziegenkäse

A B AB

(für 4 Personen)
(braucht Vorbereitungszeit)

Zutaten:
8 Stück Ziegenkäse (je 30 g)
500 ml Olivenöl
1 rote Chilischote
4 frische Salbeiblätter
1 TL Oregano
1 Knoblauchzehe
1 Lorbeerblatt

Zubereitung:
Die Chilischote aufschneiden. Die Kerne entfernen, die Schote klein schneiden.

Den Käse zusammen mit den Kräutern, dem ausgepressten Knoblauch und dem Chili dekorativ in ein Glas schichten und mit Öl begießen.

Das Ganze mindestens 24 Stunden ziehen lassen. Den marinierten Käse kühl aufbewahren. Mit Essener Brot oder Dinkelbrot servieren.

Sonntag:

Frühstück

(für 1 Person):

2 Scheiben Dinkelbrot mit Schafskäse, mit etwas Oregano und Jodsalz würzen.

Dazu 1 bis 2 Tassen Mate- oder Pu-Erh-Tee.

Vormittagssnack

1 bis 2 Pflaumen oder Backpflaumen.

Mittagessen: Bunter Reistopf

(für 2 Personen)

Zutaten:
250 g junge Möhren
2 kleine Kohlrabi
200 g Putenschnitzel
20 g Butter
150 g Naturreis
1 gestrichener TL Curry
300 ml Hühnerbrühe
1 EL Petersilie
Salz

Zubereitung:
Möhren und Kohlrabi waschen und schälen, Kohlrabi in Viertel schneiden.

Die Butter im Topf zerlassen, die Schnitzel klein schneiden und darin kurz anbraten. Dann den Reis dazugeben und das Gemüse einschichten. Die Hühnerbrühe dazugießen, mit Curry kräftig würzen. Alles zusammen bei schwacher Hitze köcheln lassen, bis der Reis gut durchgekocht, aber noch körnig ist. Mit Salz abschmecken. Petersilie darüberstreuen und servieren.

Dazu 1 bis 2 Tassen Grünen Tee oder Pu-Erh-Tee.

Abendessen: Gerstencremesuppe mit Walnüssen

A AB

(für 1 Person)

30 g fein gemahlene Gerste
250 ml Gemüsebrühe
3 Walnüsse
Kümmelpulver
Ingwerpulver
Jodsalz

Die Gerste in die kochende Gemüsebrühe einrühren. 10 Minuten auf kleiner Flamme köcheln lassen, mit etwas Kümmel und Ingwer sowie Jodsalz würzen.

15 Minuten quellen lassen, währenddessen die Walnüsse knacken, aus den Schalen holen und klein hacken. Die Nussstücke zur Gerstensuppe geben.

Essen Sie die Suppe möglichst langsam und speicheln Sie sie gut ein. Trinken Sie nach Belieben 1 Tasse Mate- oder Pu-Erh-Tee dazu.

5. Der gesellige Agrarexperte: Blutgruppe A

Ein guter Getreideverwerter

Als Ahne der ersten Bauern ist Typ A auf eine andere Ernährung eingestellt als der jagende Typ 0. Auf Fleisch, mit Ausnahme von Geflügel, reagiert er mit Verdauungsproblemen, er kann es nur langsam und mit großer Anstrengung verstoffwechseln. Übergewichtige Menschen mit Blutgruppe A erzielen oft beachtliche Diäterfolge, indem sie einfach ihren Fleischkonsum senken.

Sehr gut verträgt der Typ A dagegen pflanzliche Kost, auch Getreide bereitet ihm keine Probleme. Vor allem Amarant, Gerste und Roggen sind für Typ A sehr wertvoll.

Sehr ungünstig sind auf der anderen Seite Milch und unfermentierte Milchprodukte, deren Primärzucker der A-Typ mit massivem Antikörpereinsatz bekämpft. Als Alternative bleiben ihm fermentierte Milchwaren wie Kefir und Joghurt sowie Produkte aus Ziegen- und Schafsmilch.

Die richtige Fleischdosis

Die Blutgruppe A entwickelte sich, als der Mensch vom Dasein des Jägers und Sammlers zur bäuerlichen Lebensweise überging. Dabei dominierte zunächst der Ackerbau, die ausgeprägte Viehzucht kam erst später hinzu. Das hat zur Folge, dass der Verdauungsapparat von Typ A noch heute auf pflanzliche Agrarprodukte ausgerichtet ist. Fleisch ist für ihn hingegen wenig geeignet.

Manche Naturärzte empfehlen ihren Patienten mit Blutgruppe A daher, komplett auf Fleisch zu verzichten, sie erlauben ihnen allenfalls eine Portion Geflügel pro Woche.

Dennoch: Typ A ist kein idealer Vegetarier. Denn er hat große Probleme mit Milchprodukten, und auch Eier werden von ihm nur mäßig vertragen. Streng vegetarische Kost in Kombination mit einer Unverträglichkeit gegenüber Eier- und Milchspeisen birgt jedoch das Risiko einer Mangelernährung, vor allem in Bezug auf Eisen, Jod und Kalzium sowie auf Vitamin B12 und Eiweiß.

Für Typ A empfiehlt es sich, Fisch in einen überwiegend pflanzlichen Speiseplan einzubauen, denn die meisten Fischsorten verträgt er sehr gut. Außerdem sollte er weniger Weizen und dafür umso mehr Amarant zu sich nehmen. Denn der passt nicht nur gut zum Verdauungsapparat von Typ A, er gilt auch als äußerst ergiebige Eiweiß- und Mineralienquelle.

Das Powerkorn für Typ A: Amarant

Amarant ist eigentlich kein Verwandter des Getreides, sondern zählt wie Quinoa und Buchweizen zur Gruppe der getreideähnlichen Pflanzen, den Pseudozerealien. Botanisch gehört er nicht wie das Korn zu den Gräsern, sondern zu den Fuchsschwanzgewächsen. In seiner Heimat Südamerika ist er jedoch schon immer ein Grundnahrungsmittel, vergleichbar mit unserem Weizen oder Roggen. Deswegen wird er auch in der Regel zu den Getreidesorten gezählt.

Im Nährstoffprofil unterscheidet sich Amarant vom hiesigen Getreide dadurch, dass er weniger Kohlenhydrate, dafür aber mehr Eiweiß, Fett und Mineralien enthält. Mit 14 bis 16 Gramm Eiweiß auf 100 Gramm zeigt er deutlich höhere Werte als Weizen (13 Gramm) und Mais (10 Gramm). Hinzu kommt die hohe biologische Wertigkeit seiner Proteine. Pflanzliche Proteine gelten in der Regel als biologisch minderwertig, da sie von unserem Organismus schlechter aufgenommen werden können als tierisches Eiweiß. Nicht so beim Amarant. Seine Proteine werden von unserem Körper noch besser verwertet als die von Soja und Milch.

Das Fett von Amarant zeichnet sich durch einen hohen Anteil an mehrfach ungesättigten Fettsäuren aus. Besonders hoch ist der Anteil an Linolensäure. Deren positive Wirkung auf den Blutfettspiegel sowie auf Hauterkrankungen und das Prämenstruelle Syndrom sind wissenschaftlich belegt.

Ebenso bemerkenswert ist das Mineralienprofil von Amarant. So enthält er überdurchschnittlich viel Kalzium (etwa die fünffache Menge von Weizen), Eisen (etwa die doppelte Menge von Weizen) und Kupfer (etwa die dreifache Menge von Weizen). Diese Werte machen ihn zu einer wertvollen Eisen- und Kalziumquelle, die Fleisch und Milch kaum nachsteht. Dieser Aspekt ist gerade für Bluttyp A und sein problematisches Verhältnis zu tierischen Produkten von großer Bedeutung.

Nicht vergessen werden sollte schließlich, dass der Verdauungsapparat von Typ A nur in begrenzten Mengen Weizen verträgt. Auch auf die Lektine von Dinkel, Hafer und Mais reagiert er allenfalls neutral, nicht aber positiv. Als Pseudozerealie bietet Amarant hier die ideale Alternative. Denn im Unterschied zu den üblichen Getreidesorten enthält er kein Gluten – auch Klebereiweiß genannt –, seine Lektine werden von Bluttyp A ausgesprochen positiv aufgenommen.

Amarant gibt es heute in allen Naturkostläden und Reformhäusern. Die Zubereitung ist ausgesprochen einfach. Es gibt verschiedene Möglichkeiten, Amarant in der Küche zu nutzen:

Mahlen

Unbehandelte oder gepoppte Amarantkörner können mit einer Haushaltsmühle zu grobem Schrot oder feinem Mehl verarbeitet werden. Da Amarant, ähnlich wie Hafer, einen hohen Anteil an ungesättigten Fettsäuren enthält, kann er gemahlen nicht lange gelagert werden. Man sollte ihn daher möglichst rasch weiterverarbeiten.

Backen
Flache Teigwaren wie Pfannkuchen, Fladen und Crêpes lassen sich mit purem Amarantmehl zubereiten. Beim Verbacken zu Brot oder Brötchen sollte es allerdings am besten mit »klebendem« Mehl vermischt werden, und zwar im Verhältnis eins zu zwei. Typ A sollte dafür Dinkel- oder Roggenmehl, aber kein Weizenmehl nehmen. Das Mischen ist notwendig, da der Teig sonst nicht aufgehen kann. Zur geschmacklichen Verfeinerung kann dem Brotmehl Amarant-Popcorn beigemischt werden, es lockert das Brot zudem auf. Mit der Zugabe von leicht angekeimten Amarantkörnern erhöht man die biologische Wertigkeit des Gebäcks noch einmal.

Kochen
Hierzu werden die Amarantkörner zu grobem Schrot vermahlen, mit der dreifachen Menge Wasser zum Kochen gebracht und auf kleiner Flamme gegart. Während des Kochens kann ausgiebig gewürzt werden – Amarant zieht Würzstoffe sehr gut ein, dadurch lassen sich verschiedene kulinarische Nuancen erzielen.

Bereits nach fünf Minuten ist Amarantschrot komplett durchgegart. Es eignet sich für Aufläufe, Suppen und als Grundlage für Süßspeisen.

Popcorn
Amarant-Popcorn verfeinert Müsli, lockert Teige, verziert Torten, es kann aber auch pur gegessen werden. Die Zubereitung ist wie beim üblichen Popcorn:

Einen geschlossenen Kochtopf – ohne Zugabe von Fett – bei mittlerer bis hoher Hitze erwärmen. Dann den Topfdeckel kurz anheben und einen Esslöffel Amarantkörner hineingeben. Sofort den Topf von der Herdplatte nehmen und hin und her schwenken. Platzen die Körner sofort auf, dann haben Sie die richtige Temperatur erwischt. Brennen sie hingegen am Topfboden an, ist er zu heiß. Eventuell brauchen Sie ein paar Versuche, bis Sie die richtige Temperatur gefunden haben.

Nach etwa 20 Sekunden sollten alle Körner aufgeplatzt sein. Sie sind dann sofort servierfertig.

Wiederholen Sie den Vorgang beliebig oft, wenn Sie größere Mengen Popcorn zubereiten wollen. Das ist besser, als zu viele Körner mit einem Mal in den Topf zu werfen.

Erhöhte Anfälligkeit für Krebs

Menschen mit Blutgruppe A besitzen ein ziemlich starkes Immunsystem, vor allem im Hinblick auf Infekte, wie sie typisch für das Zusammenleben von Menschen in großen Gemeinschaften sind, zum Beispiel also grippale Infekte. Dies darf nicht verwundern, entstand doch Blutgruppe A zu der Zeit, als der Mensch in größeren Siedlungen zusammenzuleben begann.

Auf der anderen Seite ist Typ A in besonderem Maße anfällig für Krebs, vor allem für Magen- und Brustkrebs. Diesen Faktor gilt es bei der Ernährung durch die Zufuhr antioxidativer Substanzen zu berücksichtigen. Dies ist kein großes Problem, denn der A-Typ ist ja von Natur aus auf pflanzliche Kost geeicht – und in der befinden sich die wirksamsten Krebs hemmenden Stoffe.

Menschen mit Blutgruppe A reagieren außerdem sehr sensibel auf Stress. Bei ihnen besteht daher ein größeres Risiko, stressbedingte Krankheiten wie Kopfschmerzen, Neurodermitis oder auch Asthma zu bekommen. Sie sollten daher in großem Maße

Nahrungsmittel zu sich nehmen, die zumindestens die physiologischen Wirkungen von Stress abpuffern können.

Der Anti-Krebs-Drink für Typ A: grüner Tee

Schon die Ursprünge des grünen Tees werden von zahlreichen Legenden begleitet. In China erzählt man sich, dass er vor 4700 Jahren von einem Arzt und Heilpflanzensammler entdeckt wurde: Er hatte aus Versehen eine giftige Pflanze verzehrt und zerkaute in seiner Panik die aromatischen Blätter eines nahe liegenden Strauchs. Es waren die Blätter des Teestrauchs, und sie heilten den Arzt von seiner Vergiftung. Er war so begeistert, dass er den Aufguss dieser Blätter fortan auch seinen Patienten verschrieb.

Eine japanische Legende erzählt hingegen von einem Mönch, der bei seinen nächtelangen Meditationen immer wieder müde wurde und darüber so erbost war, dass er sich die ständig zufallenden Augenlider ausriss. Dort, wo sie niederfielen, schossen sogleich zwei Teesträucher aus dem Gras. Der Mönch kostete von ihren Blättern, und sie erfüllten ihn mit Kraft und Heiterkeit.

Seitdem sind viele Jahrhunderte vergangen, doch dem grünen Tee haftet noch immer viel Legendäres an. Die Zeremonien seiner Zubereitung offenbaren den Charakter von Mystik und uralter Philosophie. Und auch von seinen gesundheitlichen Vorzügen werden zum Teil phantastische Dinge erzählt. Hier ist natürlich Skepsis angebracht, doch sie darf nicht so weit gehen, dass man die wissenschaftlichen Erkenntnisse zum grünen Tee übersieht. Denn davon gibt es mittlerweile Hunderte, und sie kommen zu dem Schluss: Wie alle anderen Heil- und Nahrungsmittel ist auch der grüne Tee kein Patentrezept gegen Krankheit und Altern an sich. Doch es gibt kaum eine andere Heilpflanze, die derart mannigfaltige positive Wirkungen auf die Gesundheit entfaltet – und dabei auch noch geschmacklich eine Menge zu bieten hat.

Für Bluttyp A ist vor allem die Krebs hemmende Wirkung von Grüntee von Bedeutung. Unterschiedliche Forschungen zeigen, dass dieser Effekt auf mehreren Mechanismen beruht. So fängt grüner Tee die freien Radikale in unserem Körper ab und verhindert damit, dass unsere Zellen durch deren Einfluss genetisch umgepolt und dazu angeregt werden, Tumore zu bilden. Darüber hinaus hemmt grüner Tee bestimmte Enzyme, die für umherwandernde Krebszellen als Schlüssel missbraucht werden, mit dessen Hilfe sie sich in unseren Körperzellen breit machen können.

Eine andere Studie fand heraus, dass grüner Tee auch vor den ultravioletten Strahlen der Sonne schützt. Er hemmt entzündliche Hautreaktionen infolge von UV-Strahlen, wie sie auch typisch für den Sonnenbrand sind. Das Risiko von Hauttumoren wird um 70 bis 80 Prozent gesenkt. Der Krebs hemmende Effekt kommt sowohl über das Teetrinken als auch über das äußerliche Auftragen einer Teesalbe zum Tragen. Merkwürdigerweise wirkt entkoffeinierter Grüntee in dieser Hinsicht etwas schwächer als normaler Grüntee. Eine Erklärung dafür hat man noch nicht gefunden, aber es ist ein deutlicher Hinweis darauf, dass die Pflanze in ihrer Gesamtheit wirkt und sich ihre Wirkstoffe gegenseitig ergänzen.

Eine Schlüsselrolle für die Krebs hemmende Wirkung des grünen Tees spielt der so genannte Apoptose-Effekt. Unter Apoptose versteht man den »programmierten Zelltod«, bei dem sich Zellen urplötzlich und praktisch ohne Überreste, die unser Immunsystem belasten würden, vom Leben verabschieden. Ein Team der Case Western Reserve University aus Cleveland in Ohio hat nun herausgefunden, dass grüner Tee offenbar die Apoptose von Krebszellen in der Haut, im Lymphsystem und in der Prostata in Gang setzen kann.

Wichtig für Bluttyp A ist schließlich auch, dass grüner Tee als Stressbremse wirkt. Und zwar weniger aufgrund seiner Inhaltsstoffe, als vielmehr wegen der Besonderheiten seiner Zubereitung und seines Geschmacks: Wer grünen Tee wirklich genießen will, muss sich Zeit für ihn nehmen. Es muss ja keine vierstündige Teezeremonie werden, doch einige Minuten sollten es schon sein – und diese Minuten der Teepause bilden einen wirksamen Puffer vor dem Stress des Alltags.

Für die Zubereitung des grünen Tees existieren zahlreiche Möglichkeiten, von denen einige im folgenden »Kochbuch für Blutgruppe A« näher beschrieben werden. Wichtig ist aber auch, dass Sie nur rückstandskontrollierten Tee oder Tee aus ökologischem Anbau einkaufen. Denn gerade grüner Tee kam in den letzten Jahren aufgrund seiner hohen Pestizidbelastungen in die Diskussion. Untersuchungen der Stiftung Warentest ergaben aber, dass Produkte mit der Aufschrift »rückstandskontrolliert« oder »aus kontrolliert ökologischem Anbau« tatsächlich ohne Bedenken getrunken werden können.

Dickmacher für Blutgruppe A

Fleisch

Für Blutgruppe A ist Fleisch ausgesprochen schwer verwertbar, es wird größtenteils in Depotfett umgewandelt. Lediglich Geflügel ist in kleinen Mengen erlaubt.

Milchprodukte

Sie provozieren eine vermehrte Ausschüttung von Insulin und damit den vermehrten Abtransport von Energieträgern ins Depotfett. Lediglich fermentierte Milchprodukte – allen voran Kefir – scheinen hier eine Ausnahme zu bilden.

Weizen

Typ A sollte seinen Konsum an Weizenprodukten deutlich absenken, er muss aber nicht völlig auf dieses Getreide verzichten.

Schlankmacher für Blutgruppe A

Oliven- und Leinöl

Sie fördern die Verdauung, versorgen den Körper mit essentiellen Fettsäuren, die den Cholesterinspiegel senken.

Amarant

Erzeugt ein starkes Sättigungsgefühl. Aufgrund seiner hohen Mineral- und Eiweißwerte ein idealer Ersatz für Fleisch- und Milchprodukte.

Ananas

Ihr Enzym Bromelain wirkt als Mobilisator des Stoffwechsels und senkt zudem den Appetit.

Noni-Frucht

Enthält die aktive Kernsubstanz des Ananasenzyms Bromelain, und das in extrem hoher Konzentration. In ihrer Heimat Polynesien wurden die Noni-Früchte früher gegessen, um in Notzeiten nagendes Hungergefühl zu besänftigen. Darüber hinaus machen sie munter – und das ganz ohne Koffein.

In den USA ist Noni bereits sehr beliebt, hierzulande scheint die Frucht sich nur mäßig durchzusetzen. Hauptbezugsquelle für Noni-Saft ist das Internet mit dementsprechenden Unsicherheiten, was die Herkunft der Ware betrifft. Mittlerweile haben aber auch Apotheken Noni in ihr Sortiment aufgenommen: als »Premium«-Extrakt in Pulverform.

Wichtig ist, dass Sie Noni – gleichgültig, ob als Saft oder Extrakt – am Morgen vor dem Frühstück einnehmen, da seine Enzyme nur so ungestört den Magen in Richtung Darm passieren können.

Wichtige Nahrungsmittel für Typ A

Fisch

- Barsch
- Hecht
- Kabeljau
- Karpfen
- Lachs
- Makrele
- Regenbogenforelle
- Sardine
- Seeteufel

Back- und Teigwaren

- Amarant
- Amarantmehl
- Buchweizennudeln
- Essener Brot
- Hafermehl
- Reismehl
- Reiswaffeln
- Weizenkeimbrot

Gemüse, Nüsse und Samen

- Artischocken
- Brokkoli
- Brunnenkresse
- Chicorée
- Endiviensalat
- Erdnüsse
- Grüne Bohnen
- Grünkohl
- Knoblauch
- Kohlrabi
- Kürbiskerne
- Leinsamen
- Mangold
- Meerrettich
- Möhre
- Pastinaken
- Pintobohnen
- Porree
- Spinat
- Tempeh
- Tofu
- Walnüsse
- Zwiebeln

Obst und Obstsäfte

- Ananas und Ananassaft
- Aprikosen und Aprikosensaft
- Brombeeren
- Erdbeeren

- Feigen
- Grapefruits
- Himbeeren
- Kirschen und Kirschsaft
- Pflaumen und Pflaumensaft
- Preiselbeeren
- Rosinen
- Zitronen und Zitronensaft
- Zwetschgen

Milch- und Milchersatzprodukte
- Kefir
- Sojakäse
- Sojamilch

Zerealien
- Amarant
- Buchweizen

Getränke
- Grüner Tee
- Rotwein

Gewürze
- Ingwer
- Knoblauch
- Melasse
- Senf
- Sojasauce

Problematische Nahrungsmittel für Typ A

Fleisch
- Gans
- Hammelfleisch
- Innereien
- Lamm
- Rindfleisch
- Schweinefleisch
- Schinken
- Speck
- Wild

Fisch
- Aal
- Anschovis
- Austern
- Flunder
- Heilbutt
- Hering
- Kaviar
- Krebs
- Seehecht
- Seezunge
- Stark geräucherter oder gesalzener Fisch

Teig- und Backwaren
- Mehrkornbrot
- Mehrkornflocken
- Pumpernickel
- Vollkornweizenbrot
- Weizenflocken
- Weizenkleie
- Weizenmehl
- Weizenvollkornmehl

Gemüse, Nüsse und Samen
- Auberginen
- Champignons
- Chilischoten
- Chinakohl
- Kartoffeln
- Kichererbsen
- Kidneybohnen
- Limabohnen
- Paprikaschoten
- Paranüsse
- Pistazien
- Rotkohl
- Shiitakepilze
- Tomaten
- Weißkohl

Obst und Obstsäfte
- Bananen
- Honigmelone
- Kokosnuss
- Mandarinen
- Mango
- Orangen und Orangensaft
- Papaya und Papayasaft
- Rhabarber

Milchprodukte
- Butter
- Buttermilch
- Käse aus Kuhmilch
- Speiseeis
- Vollmilch

Zerealien
- Mehrkornflocken
- Weizenkorn

Getränke
- Bier
- Colagetränke
- Limonade
- Schwarzer Tee
- Tomatensaft

Gewürze
- Cayennepfeffer
- Kapern
- Pfeffer, schwarz und weiß

Sonstiges
- Essig
- Mayonnaise
- Tomatenketchup
- Worcester-Sauce

6. Das Kochbuch für Blutgruppe A

Leckere Rezepte für alle Gelegenheiten

Grüner Tee: Das ideale Getränk für Typ A B AB

Bedeutung für Bluttyp A:
Der grüne Tee konnte in jüngster Zeit den wissenschaftlichen Beweis erbringen, gegen eine ganze Reihe von Erkrankungen therapeutisch und vorbeugend wirksam zu sein. Vor allem beeindruckt seine – für Bluttyp A besonders wichtige – Fähigkeit, Krebszellen zu hemmen. Außerdem senkt er den Blutdruck und den Blutzuckerspiegel. Nicht vergessen werden sollte außerdem, dass er eine echte kulinarische Bereicherung ist.

Zubereitung ohne Kanne:
Die Zubereitung des Tees gleich in der Tasse spart Zeit und Geschirr. Die medizinischen Vorzüge des grünen Tees kommen dabei voll zur Geltung, wenngleich auf die beruhigende Wirkung eines Zubereitungszeremoniells verzichtet wird:

150 ml Wasser in einem Kessel kurz aufkochen lassen und fünf Minuten abkühlen. Einen gestrichenen Teelöffel grünen Tee in die Tasse geben und mit dem Wasser übergießen. Nach zwei bis drei Minuten können Sie einfach »vom Blatt« trinken, das heißt, die Blätter verbleiben in der Tasse, es wird nicht umgerührt. Sie können den Aufguss noch zweimal wiederholen, das Wasser muss dazu nicht noch einmal erhitzt werden.

Die klassische Zubereitung mit Kanne:
Sie sorgt für vollendeten Genuss und die optimale Entfaltung der Wirkstoffe.

Kanne und Tassen werden mit warmem Wasser gefüllt, um sie auf die richtige Temperatur zu bringen. Dann wird das Teewasser im Kessel kurz aufgekocht und fünf bis zehn Minuten zum Abkühlen stehen gelassen.

Das warme Wasser aus der Kanne gießen und den grünen Tee hineingeben, pro Tasse einen gestrichenen Teelöffel, ab fünf Tassen einen gestrichenen Teelöffel pro Tasse und einen zusätzlichen für die Kanne. Schließlich das heiße Wasser hinzugeben.

Den Tee je nach Bedürfnis ziehen lassen. Bei zwei bis drei Minuten wirkt er stark anregend, sein Aroma bleibt hingegen eher mild. Nach drei bis acht Minuten dominiert das Aroma, die anregende Wirkung fällt eher mäßig aus und wird auf eine längere Zeit gestreckt.

Nun die vorgewärmten Tassen entleeren und den Tee aus der Kanne hineingießen. Füllen Sie henkellose Tassen lediglich zu drei Vierteln, damit Sie sie am oberen Rand halten können, ohne sich zu verbrennen.

Die Teeblätter verbleiben in der Kanne, können zu einem zweiten und dritten Aufguss wieder verwendet werden. Da sie bereits reichlich Wasser aufgenommen haben, brauchen die nachfolgenden Aufgüsse nur noch ein bis zwei Minuten, ziehen.

Wenn der beruhigende Effekt dominieren soll:
Kanne und Tassen werden wie bei der klassischen Methode vorgewärmt, das Teewasser wird genauso aufgekocht und zum Abkühlen stehen gelassen, auch die Dosierung bleibt dieselbe. Den ersten Aufguss lassen Sie eine Minute ziehen und gießen ihn sofort weg. Der zweite Aufguss braucht nun drei Minuten um trinkfertig zu sein. Er enthält nur noch wenig Koffein, dafür aber

umso mehr Koffein bändigende und magenfreundliche Gerbstoffe. Diese Methode des so genannten Teewaschens ist vor allem in China üblich.

Wenn der anregende Effekt dominieren soll:
Kanne und Tassen werden wie bei der klassischen Methode vorgewärmt, das Teewasser wird genauso aufgekocht. Dann wird es jedoch auf etwa 60 Grad abgekühlt, das dauert zehn bis 15 Minuten. Auch die Dosierung ist etwas anders, nehmen Sie einen gehäuften Teelöffel pro Tasse. Der erste Aufguss sollte gerade einmal 60 bis 90 Sekunden ziehen und dann sogleich getrunken werden. Wenn er länger zieht, schmeckt er – laut japanischer Auffassung – »wie der Nachgeschmack eines guten Rates«.

Besonderheiten:
Von grünem Tee kann man mehrere Aufgüsse bereiten, bei hochwertigen Sorten sind es bis zu vier. Der Gehalt an anregendem Koffein nimmt von einem Aufguss zum nächsten deutlich ab. Der Dritt- oder Viertaufguss eines Grüntees eignet sich durchaus als Abendtee, er beeinträchtigt das Einschlafen nicht.

Marinierter Brokkoli →0 →B →AB

(für 4 Personen)

Bedeutung für Bluttyp A:
Der Brokkoli ist eine der großen vegetarischen Entdeckungen der letzten Jahre. Er gilt als allerbester Radikalenfänger, der neben zahlreichen Vitaminen auch noch Flavonoide, Carotinoide und andere sekundäre Pflanzenstoffe gegen den Krebs enthält. Von Bluttyp A wird er sehr gut verwertet.

Zutaten:
1 kg Brokkoli
250 ml Weißwein
3 EL Zitronensaft
2 Knoblauchzehen
3 EL Olivenöl
Salz
Paprikapulver, edelsüß

Zubereitung:
Den Brokkoli putzen, in Röschen teilen. Den Strunk schälen und in Scheiben schneiden.

Wein, Zitronensaft und die geschälten Knoblauchzehen aufkochen und 10 Minuten ziehen lassen. Den Brokkoli hinzugeben und alles 15 bis 20 Minuten zugedeckt garen.

Anschließend das Gemüse herausnehmen. Den Sud stark einkochen lassen. Mit Paprikapulverr, Salz und Öl abschmecken. Über das noch warme Gemüse gießen.

Reis mit Gemüseragout

→B **→AB**

(für 2 Personen)

Bedeutung für Typ A:
In dem folgenden Rezept finden sich neben dem neutralen Reis Möhren und Kohlrabi als zwei Gemüsesorten, die für Menschen mit Blutgruppe A besonders wertvoll sind.

Zutaten:
2 Tassen Reis (jeweils 200 ml)
200 g Kohlrabi
200 g Möhren
1 Zwiebel

50 g Zuckerschoten
4 EL Olivenöl
200 g Joghurt
Salz
Paprikapulver, edelsüß
Geriebene Muskatnuss
½ Bund Kerbelblätter

Zubereitung:
Den Reis in einem Topf mit 2 EL heißem Olivenöl leicht anrösten, dann 4 Tassen Wasser hinzugießen. Bei mittlerer Hitze garen lassen, bis das Wasser vom Reis komplett aufgesogen wurde.

In einer Pfanne die klein gehackte Zwiebel im restlichen Öl andünsten. Kohlrabi und Möhren waschen, putzen und in Streifen schneiden. Zusammen mit den Zuckerschoten zur Zwiebel geben. Danach 200 g Joghurt hinzugießen und alles 12 Minuten garen. Mit Salz, Paprika und Muskatnuss abschmecken. Zum Schluss die Kerbelblätter hacken und in die Pfanne mischen.

Zusammen mit dem Reis servieren.

Ingwer-Minze-Chutney, die verdauungsfördernde Zugabe zu Geflügelgerichten 0 B AB

(für 2 Personen)

Bedeutung für Bluttyp A:
Im Zentrum dieses Gerichts steht der Ingwer. Er unterstützt nicht nur die Verdauungsvorgänge von Bluttyp A, sondern zeigt ähnliche, den Blutfluss verbessernde Wirkungen wie Aspirin – nur ohne Nebenwirkungen. Das folgende Rezept eignet sich zudem sehr gut zur Vorbeugung von Reiseübelkeit.

Zutaten:
150 g frische Minze
½ Zwiebel
1 TL Ingwerwurzel, frisch zerrieben
2 EL Zitronensaft
3 EL Wasser
Salz
Zucker

Zubereitung:
Die halbe Zwiebel schälen und in kleine Würfel schneiden. Dann alle Zutaten im Mixer zu einem feinen Püree verarbeiten und mit Salz und Zucker abschmecken.

Besonderheiten:
Geflügel zählt zu den wenigen Fleischspeisen, die bei Bluttyp A gelegentlich auf den Tisch kommen dürfen. Ihre Verträglichkeit sollte durch würzige Beilagen wie das Ingwer-Minze-Chutney gesteigert werden.

Spargel-Tofu-Salat, eine japanisch-deutsche Kombination

0 AB

(für 4 Personen)

Bedeutung für Bluttyp A:
Als Sojakäse ist Tofu von Bluttyp A besonders gut verwertbar. Er ist fettarm, cholesterinfrei, reich an hochwertigem Eiweiß und enthält große Mengen an B-Vitaminen. Dadurch wird er für Typ A zum idealen Fleischersatz.

Zutaten:
250 g Tofu
2 Frühlingszwiebeln
30 g Kresse
20 g frischer Ingwer
400 g Spargel
1 EL Sojasauce

Für das Dressing:
4 EL Sojasauce
4 EL Zitronensaft
abgeriebene Schale von ½ Zitrone
3 TL Zucker
5 EL Olivenöl

Zubereitung:
Den Spargel dünn schälen und schräg in 5 cm lange Stücke schneiden. Wasser mit 1 EL Sojasauce zum Kochen bringen und den Spargel 5 Minuten darin garen, die Spitzen nur 3 Minuten.

Die Zutaten für das Dressing miteinander verrühren.

Den Tofu abspülen und in Würfel schneiden, mit dem Spargel und dem Dressing vorsichtig mischen. Die Frühlingszwiebeln putzen, waschen und fein gewürfelt zugeben. Die Kresse waschen, trocken tupfen, in Streifen schneiden und unterheben. Den Ingwer schälen, fein reiben und dazumischen.

Besonderheiten:
Frischen Tofu bewahrt man nach dem Öffnen der Packung in einem Gefäß auf, in dem er völlig mit kaltem Wasser bedeckt liegen kann. Das Wasser täglich erneuern. Optimaler Aufbewahrungsort ist der Kühlschrank. Vor dem Verbrauch spült man Tofu mit frischem Wasser ab.

Würzige Sardinen, das Fischgericht für Typ A

→0 →B →AB

(für 4 Personen)

Bedeutung für Bluttyp A:
Sardinen sind für Menschen mit Blutgruppe A sehr gut bekömmlich. Als hochwertige Eiweißquelle sollte Fisch mehrmals wöchentlich von Typ A gegessen werden.

Zutaten:
16 küchenfertige Sardinen
1 Zitrone, unbehandelt
1 Bund frischer Oregano oder 2 TL getrockneter Oregano
1 Bund Petersilie
4 Knoblauchzehen
6 EL Sojaöl
Paprika, edelsüß

Zubereitung:
Die Fische unter fließendem kaltem Wasser abspülen und mit Küchenpapier trocken tupfen.

Die Zitrone waschen, die Schale fein abreiben. Das verbleibende Fruchtfleisch in dünne Scheiben schneiden, diese halbieren. Oregano und Petersilie waschen, trocken schwenken und ohne die großen Stiele klein hacken. Die Knoblauchzehen schälen und klein hacken. Zitronenschale, Kräuter und Knoblauch mit dem Öl verrühren, mit Paprika abschmecken. Die Sardinen innen und außen mit der Ölmischung bestreichen. Die Fische mit den Zitronenscheiben füllen und in Grillpfannen aus Aluminium legen. Von jeder Seite grillen oder braten. Es dauert etwa 8 Minuten, bis die Fische durch sind.

Dazu passen Amarantbrot oder Essener Brot.

Amarantbrot mit Dinkel

0

Bedeutung für Bluttyp A:
Menschen mit Blutgruppe A dürfen nicht zu viele Weizenprodukte essen, darüber hinaus sollten sie auch ihren Verzehr an proteinreichem Fleisch stark reduzieren. Diese Einschränkungen gefährden natürlich die Versorgung mit essentiellen Nährstoffen. Doch mit Amarant lässt sich das ausgleichen. Denn die Körner des südamerikanischen Gewächses sind nicht nur reich an Eiweiß, Mineralien und B-Vitaminen. Sie eignen sich auch zur Herstellung von Brot und können in dieser Form täglich gegessen werden.

Zutaten:
100 g grob geschroteter Amarant
350 ml Wasser
150 g feines Amarantmehl
350 g feines Dinkelmehl
1 Würfel Hefe (42 g)
1 EL Honig
300 ml Sojamilch
1 TL Jodsalz
2 EL Lein- oder Rapsöl

Zubereitung:
Amarantschrot mit dem Wasser zum Kochen bringen und bei kleiner Flamme 20 Minuten weiterköcheln lassen. Danach bei geringer Hitze 10 Minuten ausquellen lassen.

Dinkel- und Amarantmehl in eine Schüssel geben und in die Mitte eine Mulde drücken. Die Sojamilch erwärmen, mit der Hefe und dem Honig verrühren und in die Mulde geben. Mit einem Tuch abdecken, warm stellen und etwa 20 Minuten gehen lassen, bis sich das Volumen verdoppelt hat.

Das gequollene Amarantschrot, Öl und Salz zugeben und zu einem glatten Teig verkneten. Anschließend zugedeckt eine halbe Stunde gehen lassen. Den Teig in eine gefettete Kastenform geben und nochmals 20 Minuten gehen lassen. Die Oberfläche mit Wasser bestreichen und in der Mitte tief einschneiden. Im vorgeheizten Backofen bei 200 Grad etwa 25 Minuten backen. Eine Schale mit Wasser auf dem Boden des Ofens lässt das Brot lockerer werden.

Der Gemüsedrink: Möhrensaft mit Schnittlauch

0 B AB

(für 2 Personen)

Bedeutung für Bluttyp A:
Möhren sind für Typ A sehr gut bekömmlich. Ihre Karotine schützen seine Magenschleimhäute.

Zutaten:
1 kg Möhren
1 Messerspitze Ingwerpulver
1 bis 2 TL Zitronensaft
½ Bund Schnittlauch
Salz

Zubereitung:
Die frischen Möhren schälen, in Stücke schneiden und in den Entsafter geben. Den Möhrensaft in einen Krug gießen und mit Ingwer, Salz und Zitronensaft abschmecken. Den Schnittlauch waschen, in feine Röllchen schneiden und zum Schluss in den Saft rühren.

Das Fruchtsaftgetränk: Traubenpower **0** **B** **AB**

(für 2 Personen)

Bedeutung für Bluttyp A:
Der Saft von Trauben und Grapefruits ist für Menschen mit Blutgruppe A sehr gut bekömmlich. Er versorgt sie mit vielen antioxidativen und Krebs hemmenden Biostoffen.

Zutaten:
200 ml weißer Traubensaft
200 ml roter Traubensaft
100 ml Grapefruitsaft

Zubereitung:
Die Säfte im Mixer vermischen und in Gläser füllen.

Möhren-Mungo-Salat **0**

(für 4 Personen)

Bedeutung für Bluttyp A:
Möhren enthalten pflegende Karotine für die empfindliche Magenschleimhaut von Typ A. Die Mungobohnensprossen sorgen für eine stabile Sättigung.

Zutaten:
4 kleine Kohlrabi
2 kleine Möhren
200 g Mungobohnensprossen
2 Eigelb
Salz, 1 TL milder Senf
Saft von 1 Zitrone
6 EL Olivenöl

Zubereitung:
Kohlrabi und Möhren schälen. Beides mit einer Reibe grob raspeln. Mungobohnensprossen waschen und mit Kohlrabi und Möhren vermischen.

Die beiden Eigelb mit Senf, Zitronensaft und etwas Salz cremig aufschlagen und unter weiterem Schlagen das Öl einlaufen lassen. Das Dressing über den Salat gießen und alles gründlich miteinander verrühren. Vor dem Servieren noch etwa 30 Minuten ziehen lassen.

Soja-Möhren-Salat **0 AB**

(für 4 Personen)

Bedeutung für Bluttyp A:
Sojasprossen und Möhren sind für Typ A sehr gut bekömmlich. In den Möhren finden sich Karotine zur Pflege seiner sensiblen Magenschleimhäute.

Zutaten:
150 g frische Sojasprossen
200 g Möhren
1 Bund Schnittlauch
10 g frischer Ingwer
3 EL Sojasauce
2 EL Zitronensaft
3 EL Olivenöl
Salz

Zubereitung:
Die Sojasprossen in einem Sieb abbrausen und abtropfen lassen. Die Möhren schälen, waschen und grob raspeln.

Den Schnittlauch abbrausen und in Röllchen schneiden. Die Ingwerwurzel schälen, fein hacken und mit Sojasauce, Zitronensaft, Öl und Salz vermischen. Mit dem Schneebesen kräftig durchschlagen.

Sojasprossen, Möhren und Schnittlauch zum Dressing geben und gut durchmischen.

Lachstatar als Vorspeise 0 B AB

(für 2 Personen)

Bedeutung für Bluttyp A:
Lachs zählt zu den Fischen, die für Bluttyp A sehr bekömmlich sind und ihn mit hochwertigen Proteinen und Fettsäuren versorgen. Als scharfes Gewürz wurde bewusst der Ingwer gewählt, da er für Bluttyp A sehr gut ist.

Zutaten:
250 g frisches Lachsfilet
1 Frühlingszwiebel
1 Bund Dill
1 Bund Petersilie
Zitronensaft
Salz
Ingwer

Zubereitung:
Schneiden Sie das Lachsfilet in kleine Würfel. Frühlingszwiebel, Dill und Petersilie ebenfalls sehr klein hacken und unter den Lachs mischen. Mit Salz, Ingwer und Zitronensaft abschmecken. Das Tatar schließlich zu 2 Bällchen geformt servieren.

Hähnchengeschnetzeltes mit Wurzelgemüse 0

(für 2 Personen)

Bedeutung für Bluttyp A:
Im Unterschied zu den meisten anderen Fleischsorten kann Hühnerfleisch von Bluttyp A gut verwertet werden.

Zutaten:
250 g Hähnchenschnitzel
200 g Möhren
150 g Sellerie
1 TL abgeriebene Zitronenschale
2 Knoblauchzehen
150 ml Fleischbrühe
2 EL Lein- oder Rapsöl
2 TL gehackte Petersilie
1 TL Curry
Salz

Zubereitung:
Das Fleisch quer zum Faserverlauf in feine Streifen schneiden, mit Salz und Zitronenschale würzen. Im heißen Öl unter häufigem Wenden anbraten, mit Curry bestreuen. Das Fleisch aus der Pfanne nehmen und zugedeckt warm halten.

Das Wurzelgemüse waschen, schälen und zerhacken, dann im verbliebenen Bratfett anschmoren, den Knoblauch schälen und hineinpressen. Die Brühe hinzufügen und das Gemüse zugedeckt gar dünsten. Das Fleisch unter das Gemüse mischen. Mit Petersilie bestreuen.

Als Beilage eignet sich Reis.

Curry-Möhren-Suppe

0

(für 2 Personen)

Bedeutung für Bluttyp A:
Möhren sind für Typ A sehr gut bekömmlich, unter den sonst für ihn problematischen Milchprodukten ist der Joghurt zumindest als neutral einzustufen.

Zutaten:
300 g Möhren
1 kleine Zwiebel
2 EL Olivenöl
1 TL Curry
400 ml Gemüsebrühe
1 EL Sesamsamen
Salz
100 g Joghurt

Zubereitung:
Die Möhren schälen und klein würfeln. Die Zwiebel schälen und grob hacken.

Das Öl im Topf erhitzen, Möhren und Zwiebeln darin andünsten. Das Currypulver unterrühren und kurz anschwitzen lassen. Mit der Brühe ablöschen und alles bei mittlerer Hitze zugedeckt 15 Minuten köcheln lassen.

Währenddessen die Sesamsamen ohne Fett in einer Pfanne bei mittlerer Hitze goldgelb rösten.

Das Gemüse in der Brühe pürieren, mit Salz abschmecken. Den Joghurt in die Suppe rühren, das Ganze mit den Sesamsamen bestreuen.

Die 7-Tage-Diät für Blutgruppe A

Das brauchen Sie für die 7-Tage-Kur für Typ A

pro Person

Getreide und -produkte
5 Scheiben Essener Brot
6 Scheiben Amarantbrot
Knäckebrot (Roggen)
200 g Basmatireis oder Naturreis
4 EL Dinkelgrieß
100 g Gerste, geschrotet
150 g Haferflocken

Gemüse, Nüsse und Samen
150 g Endiviensalat
250 g Mangold
350 g Spinat
4 Knoblauchzehen
8 Radieschen
200 g Möhren
50 g Bohnen, tiefgekühlt
125 g Brokkoli
50 g Mungobohnensprossen
2 Kohlrabi
3 Zwiebeln
4 Frühlingszwiebeln
1 Salatgurke
Selleriegrün
250 g Sellerie
1 Bund Petersilie
1 Bund Dill
1 Bund Schnittlauch
Ingwerknolle
40 g Walnüsse
40 g Haselnüsse, gemahlen
2 EL Pinienkerne
1 TL Kürbiskerne
20 g Sesamsamen

Obst, Trockenobst und Obstsaft
1 Apfel
2 EL Sultaninen
2 getrocknete Aprikosen
3 Zitronen, unbehandelt
250 ml Kirschsaft
50 ml Apfelsaft

Fisch
100 g Kabeljaufilet

Milchprodukte
350 g Kefir
100 g Joghurt
300 g Fruchtjogurt (Kirsch, Ananas oder Pflaume)
4 Scheiben Schafskäse oder Ricotta
4 Scheiben Ziegenkäse oder Mozarella

Getränke
Grüner Tee
eventuell Kaffee
Rotwein

Gewürze und Kräuter
Zucker/Süßstoff
Salz
Paprikapulver, edelsüß
Basilikum
Kerbel (evtl.)
Oregano
Majoran
Muskatnuss
Meerrettich
Ingwerpulver
Zitronenmelisse
Zimt
für 500 ml Gemüsebrühe
Hühnerbrühe

Sonstiges
Olivenöl
Walnussöl
Lein- oder Rapsöl
375 g Tofu
Senf
Reis- oder Weißwein
Sojasauce
Honig

Wer keine Diät macht, braucht zusätzlich Brot und Reis.

Montag

Frühstück: Dinkelbrei mit Kirschsaft und Ingwer

→0 →B AB

(für 1 Person)

Zutaten:
250 ml Kirschsaft
4 EL Dinkelgrieß
etwa 12 Sultaninen
1 gestrichener TL Ingwerpulver
1 Messerspitze Zimtpulver

Zubereitung:
Dinkelgrieß und Sultaninen in einem Topf unter Rühren erhitzen. Ingwer, Zimt und Kirschsaft hinzugeben, kurz aufkochen lassen. Den Brei 5 Minuten auf kleiner Flamme quellen lassen.

Dazu 1 bis 2 Tassen Kaffee oder besser noch grünen Tee.

Snack zum zweiten Frühstück: Kräuterkefir

→0 →B →AB

(für 2 Personen)

Zutaten:
2 EL gehackte Gartenkresse
2 TL gehackte Petersilie
2 TL gehackter Dill
1 zerpresste Knoblauchzehe
1 TL geriebener Meerrettich
1 EL Zitronensaft
500 g Kefir
Salz
Paprika, edelsüß

Die Zutaten miteinander vermischen, mit Salz und Paprika abschmecken.

Mittagessen: Endiviensalat mit Walnusskernen

→0 →B →AB

(für 2 Personen)

Zutaten:
250 bis 300 g Endiviensalat
30 g zerkleinerte Walnusskerne
½ Zwiebel
1 Knoblauchzehe
1 EL Zitronensaft
2 EL Walnussöl
Salz
Paprika, edelsüß
Oregano

Zubereitung:
Für die Salatsauce die Zwiebel schälen und fein hacken. Zitronensaft und Öl miteinander verrühren, den Knoblauch schälen und hineinpressen, anschließend die Zwiebel hinzufügen. Mit Salz, Paprika und Oregano abschmecken.

Den Endiviensalat putzen und in einzelne Blätter zerteilen, gründlich waschen und trocken schleudern. Die Blätter in kleine Stücke zerpflücken und zur Sauce geben, alles gründlich vermischen.

Schließlich das Ganze auf zwei Schalen verteilen und mit den gehackten Walnusskernen bestreuen.

Trinken Sie dazu 1 bis 2 Tassen grünen Tee.

Abendessen
(für 1 Person):

2 Scheiben Amarantbrot oder 3 Scheiben Essener Brot, belegt mit Schafskäse oder fettarmem Ricotta, gewürzt mit Knoblauch, Basilikum oder Kerbel. Dazu einige Radieschen oder ein Stück Kohlrabi. Als Getränk: 1 bis 2 Gläser Rotwein.

Dienstag

Frühstück: Nusspüree
→0 →B AB

(für 2 Personen)

Zutaten:
20 Walnüsse
etwa 100 Gramm Joghurt
2 EL Olivenöl
eine Prise Zimt
etwas Jodsalz

Zubereitung:
Alle Zutaten im Mixer grob pürieren, das Öl am Ende hinzugeben. Dazu 1 bis 2 Tassen Kaffee oder grünen Tee.

Mittagessen: Gerstenfrikadellen
→0 →AB

(für 2 Personen)

Zutaten:
200 g geschrotete Gerste
400 ml Gemüsebrühe

1 Zwiebel
1 Knoblauchzehe
50 g Haselnüsse, geröstet und gemahlen
Majoran
Schnittlauch
Selleriegrün
Muskatnuss

Die klein geschnittene Zwiebel mit der Gemüsebrühe aufkochen und die fein geschrotete Gerste einrieseln lassen. Dann die Gewürze hinzufügen, alles gut vermengen und einige Minuten ruhen lassen. Die Masse zu Frikadellen formen und in Olivenöl braten.

Dazu 1 bis 2 Tassen grünen Tee.

Abendessen: Tofu in Sojasauce **0 AB**

(für 2 Personen)

Zutaten:
250 g Tofu
2 Frühlingszwiebeln
10 g frischer Ingwer
2 EL Walnussöl
Zucker
1 EL Sojasauce
2 TL Reis- oder Weißwein

Zubereitung:
Den Tofu in 3 cm große Stücke schneiden. Die Frühlingszwiebeln putzen, gründlich waschen und in dünne Ringe schneiden, dabei grüne und weiße Teile voneinander trennen.

Den Ingwer schälen und fein hacken. Das Öl in einer Pfanne

erhitzen, die weißen Zwiebelringe und den Ingwer darin glasig werden lassen. Mit etwas Zucker würzen.

Den Tofu dazugeben, unter behutsamem Wenden etwa 2 Minuten braten. Die Sojasauce und den Wein dazugeben. Etwa 2 Minuten bei mittlerer Hitze kochen lassen. Dann erst die grünen Zwiebelringe untermischen.

Dazu 1 Glas Weiß- oder Reiswein.

Mittwoch

Frühstück
(für 1 Person):

2 Scheiben Amarantbrot oder 3 Scheiben Essener Brot, belegt mit Ziegenkäse oder fettarmem Mozzarella.

Dazu 1 bis 2 Tassen Kaffee oder grünen Tee.

Mittagessen: Reis-Gemüse-Eintopf
(für 2 Personen)

Zutaten:
50 g Naturreis
1 Möhre
1 Kohlrabi
100 g tiefgekühlte grüne Bohnen
250 g Brokkoli
100 g Mungobohnensprossen
Jodsalz
750 ml Gemüsebrühe

Zubereitung:
Den Reis in Salzwasser bissfest garen. In der Zwischenzeit das frische Gemüse waschen, putzen, bei Bedarf schälen und in mundgerechte Stücke schneiden. Die Sprossen waschen.

Die Brühe aufkochen. Möhren und Kohlrabi darin 10 Minuten garen. Den Brokkoli und die Tiefkühlbohnen hinzugeben und alles weitere 5 Minuten kochen lassen. Reis und Sprossen in den Eintopf geben, Herdplatte ausstellen und alles zusammen noch 5 Minuten ziehen lassen.

Dazu 1 bis 2 Tassen grünen Tee.

Snack zum Nachmittag: Apfelflip mit grünem Tee

0 B AB

(für 2 Personen)

Zutaten:
2 TL grüner Tee
½ l Wasser
1 kleiner Apfel
Zitronensaft
100 ml klarer Apfelsaft

Zubereitung:
Das Wasser kurz aufkochen und die Hälfte davon über die Teeblätter gießen. 90 Sekunden ziehen lassen, dann den ersten Aufguss fortspülen. Die zweite Hälfte des Wassers aufgießen und 3 Minuten ziehen lassen, abseihen und erkalten lassen.

Den Apfel waschen, entkernen und in dünne Spalten schneiden, in den Apfelsaft einlegen und etwas Zitronensaft dazugeben. Dann die Apfelspalten und den Saft in zwei Longdrinkgläser füllen. Schließlich mit dem grünen Tee auffüllen und ein paar Eiswürfel hinzugeben.

Abendessen: Mangold mit Rosinen

→0 →B →AB

(für 2 Personen)

Zutaten:
500 g Mangold
1 Knoblauchzehe
3 EL Olivenöl
2 EL Pinienkerne
2 EL Rosinen
1 EL Zitronensaft
Paprika, edelsüß
Jodsalz

Zubereitung:
Mangold waschen und putzen. Die Blätter abschneiden und grob hacken. Die Stiele in Streifen schneiden.

In einem großen Topf reichlich Salzwasser zum Kochen bringen. Die Mangoldstiele hinein geben und etwa 2 Minuten blanchieren. Die Blätter hinzufügen und alles zusammen noch einmal 1 Minute garen. Schließlich die Mangoldstücke in einem Sieb kalt abschrecken und abtropfen lassen.

Den Knoblauch schälen. Das Öl in einer Pfanne erhitzen. Die Pinienkerne darin unter Rühren anrösten, Rosinen hinzugeben und den Knoblauch hineinpressen. Mangoldstücke hinzugeben, mit Zitronensaft, Salz und Paprika abschmecken und zugedeckt noch etwa 5 Minuten schmoren lassen

Dazu ein Glas Ananas-, Kirsch- oder Pflaumensaft.

Donnerstag

Frühstück:
(für 1 Person)

Eine große Portion Haferflocken mit Fruchtjogurt (am besten Kirsch-, Ananas- oder Pflaumenjogurt).

Dazu 1 bis 2 Tassen Kaffee oder grünen Tee.

Mittagessen: Kefir mit Spinat und Kräutern

→0 →B →AB

(für 4 Personen)

Zutaten:
250 g frischer Spinat
1 Knoblauchzehe
½ Bund Petersilie
2 Stängel frischer Dill
1 Zweig Zitronenmelisse
1 Sellerieknolle
400 g Kefir
½ TL Ingwer
Salz,
Paprikapulver, edelsüß
Süßstoff

Spinat waschen und die festen Stücke herausschneiden. Sellerieknolle waschen, schälen und in kleine Stücke schneiden. Kräuter waschen, trocknen lassen und die dickeren Stielenden entfernen. Den Knoblauch schälen und in den Kefir pressen.

Kefir, Gemüse und Kräuter zusammen pürieren. Mit Salz, Paprika, Süßstoff und Ingwer würzen und abschmecken.

Zu dem Spinatkefir passt Reis. Als Getränk grüner Tee.

Abendessen: Tofu in Sojasauce

Rezept unter Dienstag

Freitag

Frühstück:
(für 1 Person)

2 Scheiben Amarantbrot oder 3 Scheiben Essener Brot, belegt mit Ziegenkäse oder fettarmem Mozzarella.

Dazu 1 bis 2 Tassen Kaffee oder grünen Tee.

Mittagessen: Kabeljauröllchen mit Gemüse

0 B AB

(für 2 Personen)

Zutaten:
100 g Blattspinat
400 g Kabeljaufilet
1 TL Senf
1 TL Zitronensaft
100 g Schmand
50 ml Weißwein
1 kleiner Bund Schnittlauch
Salz

Zubereitung:
Den Spinat verlesen und gründlich waschen. Tropfnass in einen Topf geben, erwärmen und bei mittlerer Hitze zugedeckt 4 bis 5 Minuten dünsten.

Die Fischfilets kalt abspülen, trockentupfen, längs halbieren und auf ein Brett legen. Dann salzen und mit Zitronensaft beträufeln.

Den Senf mit 2 TL Schmand verrühren. Die Oberseiten der Fische damit einstreichen und den Spinat darauf verteilen. Die Filets aufrollen und mit Zahnstochern feststecken.

Den restlichen Schmand mit dem Wein zum Kochen bringen. Die Fischröllchen hineingeben und bei schwacher Hitze zugedeckt 4 bis 5 Minuten dünsten. Derweil den Schnittlauch waschen und in Röllchen schneiden.

Die Sauce mit Salz abschmecken und den Schnittlauch einrühren. Dann die Fischröllchen mit reichlich Sauce auf 2 Tellern servieren.

Dazu passt etwas Reis oder eine Scheibe Essener Brot. Als Getränk bietet man am besten 1 Glas Weißwein oder 1 bis 2 Tassen grünen Tee.

Abendessen

(für 1 Person):

2 Scheiben Amarantbrot oder 3 Scheiben Essener Brot, belegt mit Schafskäse oder fettarmem Ricotta, gewürzt mit Knoblauch, Basilikum oder Kerbel. Dazu einige Radieschen oder ein Stück Kohlrabi. Als Getränk: 1 bis 2 Gläser Rotwein.

Samstag

Frühstück
(für 1 Person):

Eine große Portion Haferflocken mit Fruchtjogurt (am besten Kirsch-, Ananas- oder Pflaumenjogurt).

Dazu 1 bis 2 Tassen Kaffee oder grünen Tee.

Mittagessen: Gemüsepfanne mit Kürbiskernen

→0 →B

(für 2 Personen)

Zutaten:
1 EL Kürbiskerne
½ Salatgurke (etwa 100 g)
1 kleiner Kohlrabi
100 g zarte Möhren
2 Radieschen
½ Frühlingszwiebel
2 EL Zitronensaft
1 TL flüssiger Honig
Paprikapulver, edelsüß
Jodsalz
4 EL Walnussöl

Zubereitung:
Kürbiskerne in einer Pfanne ohne Fett rösten, bis sie würzig duften. Herausnehmen und abkühlen lassen. Gurke, Kohlrabi und Möhren waschen, putzen und schälen, in dünne Scheiben schneiden. Radieschen waschen und klein schneiden. Die Früh-

lingszwiebel waschen und putzen, das Weiße und das Grüne in feine Ringe schneiden.

Für die Marinade Zitronensaft, Honig, Salz und Paprika mit dem Schneebesen gut verrühren, dann das Öl unterschlagen.

Zwei große, tiefe Teller mit einem Teil der Marinade einpinseln, Gemüsescheiben darauf anrichten. Mit der übrigen Marinade beträufeln. Die Frühlingszwiebelringe und die Kürbiskerne zum Schluss darüberstreuen.

Dazu können Sie Amarant- oder Dinkelbrot reichen.

Abendessen: Würziger Blattspinat mit Sesamsauce 0

(für 4 Personen)

Zutaten:
1 kg Blattspinat
1 EL Lein- oder Rapsöl
3 EL Sojasauce
65 g weiße Sesamsamen
3–4 EL Hühnerbrühe
1 Messerspitze Ingwerpulver

Zubereitung:
Den Spinat waschen, putzen, entstielen und 8 Minuten in wenig Wasser dünsten. In reichlich mit Öl und Sojasauce gewürztem Wasser abschrecken.

Die Sesamsamen in einer trockenen Pfanne gleichmäßig rösten. Einen Löffel davon beiseite stellen.

Die übrigen Samen im Mixer zu einer dicken Paste zerkleinern, mit Sojasauce würzen und mit Brühe oder Spinatkochwasser zu einer cremigen Sauce glatt rühren. Mit Ingwer und eventuell Pfeffer abschmecken.

Den temperierten Spinat mit der Sauce mischen, auf einer Platte anrichten und zum Schluss mit den restlichen Sesamsamen bestreuen.

Dazu 1 Glas Rotwein reichen.

Sonntag

Frühstück: Nusspüree

Rezept unter Dienstag

Dazu 1 bis 2 Tassen Kaffee oder grünen Tee.

Mittagessen: Staudensellerie im Aprikosensud

→0 →B →AB

(für 4 Personen)

Zutaten:
500 g Staudensellerie
50 g getrocknete Aprikosen
1 unbehandelte Zitrone
400 ml Gemüsebrühe
Paprikapulver, edelsüß
Jodsalz

Zubereitung:
Den Sellerie waschen, putzen und in etwa 5 cm lange Stücke schneiden, etwas Selleriegrün hacken. Die Aprikosen in feine Streifen schneiden. Die Zitrone waschen und die Schale abreiben. Den Saft auspressen.

Gemüsebrühe und Zitronenschale aufkochen. Selleriestücke

und Aprikosenstreifen darin bei schwacher Hitze 10 bis 15 Minuten köcheln lassen, eventuell nachsalzen.

Schließlich alles durch ein Küchensieb gießen, das Gemüse herausheben und auf die Teller verteilen. Die einzelnen Portionen mit Zitronensaft beträufeln sowie mit Paprika und Selleriegrün bestreuen.

Abendessen: Tofu in Sojasauce

Rezept unter Dienstag

7. Der sensible Robuste: Blutgruppe B

Der Hirte mit dem Hang zur Milch

Menschen vom Typ B sind mit einer Blutgruppe ausgestattet, die sich in den kargen und unwirtlichen Höhen des Himalajas entwickelt hat. Die Urahnen von Typ B waren meist Hirten, dementsprechend positiv reagiert sein Verdauungssystem auch heute noch auf Lamm- und Hammelfleisch sowie auf Milchprodukte wie Kefir, Joghurt und Ziegenkäse.

Das Immunsystem von Typ B ist ausgesprochen robust. Das zeigt sich vor allem bei Atemwegserkrankungen. Bei bereits ausgebrochenen Krebserkrankungen besitzt er – wie Statistiken zeigen – die besten Überlebenschancen.

Doch auch Menschen mit Blutgruppe B haben ihre besonderen Schwächen. So scheinen sie zu nervösen Erschöpfungszuständen zu neigen und sind auch sehr häufig vom Chronischem Müdigkeitssyndrom und von Multipler Sklerose betroffen. Wissenschaftlich abgesichert ist ihre Anfälligkeit gegenüber Bakterien aus dem Stamm Escherichia coli. Der Grund: Diese Bakterien besitzen ähnliche Strukturen wie die Antigene von Blutgruppe B. Sie schlüpfen daher dem Immunsystem eines B-Typen leicht durch die Maschen, sie werden einfach nicht als feindlich erkannt. Parasiten vom Typ Escherichia coli sind beispielsweise verantwortlich für Reisedurchfall und Harnwegsentzündungen. Beide Erkrankungen lassen sich jedoch – auch durch spezielle Ernährungsformen – in den Griff bekommen.

Die richtige Fleischdosis

Naturärzte empfehlen Menschen mit Blutgruppe B zwei bis drei Prozent ihrer Nahrung in Form von Fleisch zu sich zu nehmen. Solche Vorgaben sind freilich im Alltag kaum präzise einzuhalten. Als Richtlinie sollte Typ B vielmehr wissen, dass er in Maßen Fleisch essen kann, allerdings sollte er wenig Geflügel und dafür mehr Hammel- und Lammfleisch auf dem Speiseplan haben. Insgesamt sollte Fleisch gegenüber fermentierten Milchprodukten als Eiweißquelle nur eine Nebenrolle spielen.

Getreide: problematisch für Bluttyp B

Bei der Auswahl von Getreideprodukten sollte Typ B ausgesprochen wählerisch sein – was nicht verwundern darf, kam er doch entwicklungsgeschichtlich nur wenig mit Agrarprodukten in Kontakt. Amarant, Weizen, Roggen, Mais und Buchweizen verlangsamen seinen Stoffwechsel und provozieren Erkrankungen im Herz-Kreislauf-System. Optimal bekömmlich sind für Typ B Dinkel, Hirse und Hafer, als Brot eignet sich für ihn Hirsebrot und Essener Brot.

Das Powerkorn für Bluttyp B: Hirse

Eine der wenigen Getreidesorten, die für den Nachfahren der Berghirten verträglich sind, ist die Hirse. Sie wird bereits seit Jahrtausenden als Nahrungsmittel angebaut. Sie ist reich an Eiweiß und enthält zudem alle Mineralien, die in der menschlichen Nahrung eine Rolle spielen: Eisen, Fluor, Phosphor, Schwefel, Magnesium und Kalzium. Überragend ist außerdem ihr Anteil an Kieselsäure. Selbst geschälte Hirsekörner haben noch viermal so viel Kieselsäure wie Weizen. Für Typ B ein wichtiger Vorteil, da er ja Probleme mit Kieselsäurelieferanten wie etwa Hülsenfrüchten und Nüssen hat.

Der berühmte Maler Hieronymus Bosch meinte im Jahre 1630, »dass diejenigen, die mit Hirse gespeist werden, gesünder und kräftiger bleiben als die Leckermäuler«. Für Typ B kann dieser Satz unterstrichen werden. Es sollte aber keinesfalls der Schluss gezogen werden, dass Hirse nicht schmecken würde.

Hirsekuchen – schmackhaft und gesund für Typ B

Immer mehr Bäckereien führen Hirsebackwaren in ihrem Sortiment. Wer sich jedoch ein wenig Mühe macht, kann die eiweiß- und mineralienreiche Backalternative auch selbst herstellen. Wie etwa den Hirsekuchen nach folgendem Rezept:

Zutaten:
300 g Hirsemehl, fein vermahlen
50 g Sojamehl
200 g Honig
200 g Butter
5 ganze Eier
70 g Mandeln
10 g Backpulver
1 TL ungespritzte Zitronenschale, gerieben
Traubensaft

Zubereitung:
Die Mandeln klein hacken und in etwas Traubensaft einweichen.

Für den Teig Eier mit Honig und Zitronenschale schaumig schlagen. Butter und Sojamehl ebenfalls schaumig rühren. Hirsemehl mit Backpulver gut vermischen.

Jetzt die Eier-Honig-Masse, die Butter-Soja-Masse und das Hirsemehl gut miteinander vermischen. Zuletzt die Mandelstücke unterziehen.

Zwei viereckige Brotformen gut fetten und den Teig einfüllen. Wer will, kann die Oberfläche mit weiteren Mandeln bestreuen. Schließlich den Teig im vorgeheizten Ofen auf 180 Grad etwa 45 Minuten lang backen.

Typ B: ein idealer Ovo-Lakto-Vegetarier

Menschen mit Blutgruppe B besitzen die besten Voraussetzungen für ein Leben als Ovo-Lakto-Vegetarier: Ihr Verdauungssystem ist optimal auf Milch und Eier sowie auf die meisten pflanzlichen Nahrungsmittel ausgerichtet. Die ovo-lakto-vegetarische Ernährungsform zählt zu den gesündesten überhaupt, da sie komplett auf Fleisch verzichtet, andere tierische Produkte aber zulässt. Dadurch besteht im Unterschied zur veganischen Lebensform kein Risiko, mit B-Vitaminen, Eisen oder Kalzium unterversorgt zu werden.

Der Darmfreund für Bluttyp B: Kefir A AB

Menschen mit Blutgruppe B besitzen eine erhöhte Anfälligkeit gegenüber Erkrankungen des Darmsystems. Sie sollten daher ein berühmtes kaukasisches Milchgetränk in ihren Speiseplan einbauen: den Kefir. Von seiner spezifischen Mikroflora (einer Mischung aus Hefepilzen und Milchsäurebakterien) ist bekannt, dass sie Darmparasiten vertreibt. Darüber hinaus wirkt sie vorbeugend gegen Magen- und Darmkrebs.

Zu den weiteren Vorzügen von Kefir gehört, dass er sehr viel Kalzium und Eisen sowie hochwertige Proteine enthält. Als Quelle für B-Vitamine ist er anderen Milchprodukten überlegen, da er unsere körpereigene Produktion dieser Biostoffe anregt.

Wer in den vollen Genuss der gesundheitlichen Vorzüge des Kefirs kommen will, sollte ihn selbst herstellen. Der Grund: Die handelsüblichen Fertigprodukte werden aus einer »bereinigten« Kefirkultur hergestellt, in der die Hefepilze deutlich reduziert wurden.

Die Eigenproduktion von Kefir ist ganz einfach. Sie ist sogar leichter als die Herstellung von Joghurt, da man nicht auf die Temperatur achten muss. Am besten trainiert man erst einmal mit einem gefriergetrockneten Ferment, später geht man dann zur Herstellung aus der frischen Kultur über.

Kefirherstellung aus Trockenferment

Die gefriergetrockneten Kefirfermente kann man in den meisten Drogerien und Reformhäusern kaufen. Ein Beutel kostet zwischen vier und fünf Mark und reicht für zehn bis 15 Zubereitungen. In der Regel werden Packungen mit mehreren Beuteln angeboten. Längerfristig sind diese Trockenkulturen erheblich teurer als die frische Knolle, denn die kann man mit etwas Sorgfalt über viele Jahre hinweg am Leben erhalten. Allerdings hat das Trockenferment den Vorteil, dass man es – sofern der Beutel noch nicht geöffnet wurde – mehrere Monate lagern kann, ohne sich darum kümmern zu müssen. Und der aus ihm gewonnene Kefir kann sich geschmacklich durchaus mit dem aus Frischkulturen messen lassen.

Die Herstellung des Kefirgetränks aus Trockenferment erfolgt in mehreren Schritten:

- Vor der Kefirzubereitung muss die Milch sorgfältig von Keimen befreit werden. Das bedeutet: Rohmilch und im Handel erhältliche Trinkmilch müssen auf etwa 95 Grad erhitzt werden. Nehmen Sie sie kurz vor dem Siedepunkt vom Feuer. Rühren Sie während des Erhitzens und auch danach gut um, damit sich keine Haut bildet. H-Milch kann ohne Vorkochen verwendet werden.

- Die Milch im geschlossenen Topf auf Zimmertemperatur abkühlen lassen.
- Einen Beutel des Trockenferments hinzugeben und das Ganze gut durchrühren, bis das Ferment aufgelöst ist.
- Jetzt die Mischung in ein gut verschließbares Glasgefäß (zum Beispiel eine Milchpfandflasche mit Schraubverschluss) gießen und 20 bis 24 Stunden bei Zimmertemperatur reifen lassen.
- Danach noch 12 Stunden im Kühlschrank reifen lassen. Nun ist der Kefir trinkfertig.
- Trinken Sie den Kefir nicht komplett aus! Heben Sie drei bis vier EL davon auf. Mit diesem Rest können Sie nämlich die nächsten Kefirzubereitungen starten. Diesen Vorgang kann man zehn- bis fünfzehnmal wiederholen, dann muss ein neuer Fermentbeutel geöffnet werden.

Kefirherstellung aus lebender Kultur

Dafür müssen Sie sich einmal einen Kefirpilz beschaffen. Dieser Pilz ist in Wahrheit eine Mischung aus Bakterien und Pilzen und sieht eher aus wie ein Blumenkohl. Wer glaubt, im Lebensmittelfachhandel oder im Reformhaus an lebendiges Kefirferment zu kommen, muss enttäuscht werden. Denn für diese Geschäfte ist es in der Regel zu aufwändig, die Kulturen am Leben zu erhalten. Daher wäre es am besten, wenn Sie jemanden kennen würden, der einen lebendigen Kefirpilz besitzt. Sicher wird derjenige bereit sein, ein Stück davon abzuschneiden und ihnen zu schenken. Es gibt aber auch die Möglichkeit, ihn direkt beim Fachhändler kaufen: Interpilz Dr. Meixner GmbH, Stuttgart, Tel. 0711/6876606.

Wenn Sie dann eine Kefirknolle besitzen, heißt es, sie zu pflegen und am Leben zu erhalten. Temperaturen über 30 Grad erträgt sie schlecht, bei Temperaturen unter dem Gefrierpunkt stirbt sie ab. Im Freien trocknet sie aus, außerdem wird sie dort rasch von Keimen überzogen. Das Kefirferment gedeiht am besten, wenn man es ständig arbeiten lässt. Das heißt: Immer wenn man ein Kefirgetränk fertig gestellt hat, siebt man den Pilz heraus, um ihn sogleich in neue Milch zu geben und daraus abermals einen Kefir zuzubereiten. Das klingt etwas aufwändig, doch Sie dürfen nicht vergessen, dass Sie nur dann in den Genuss der gesundheitlichen Vorzüge des Kefirs kommen, wenn Sie täglich größere Mengen davon verzehren. Auch daher ist es ratsam, das Kefirferment fortwährend durch Arbeit lebendig zu halten.

Wer eine Kefirpause einlegen möchte, kann die Kefirknolle in abgekochtes, kühles Wasser legen und im Kühlschrank nicht unter 5 Grad lagern. Sie darf vor dem Einlegen nicht gewaschen werden, da der Milchsäurerest am Ferment beim Konservieren hilft. So aufbewahrt, hält sich die Kefirknolle etwa 20 Tage lang.

Die Herstellung des Kefirgetränks aus der Lebendkultur erfolgt in mehreren Schritten:

- Vor der Kefirzubereitung muss die Milch sorgfältig von Keimen befreit werden. Das bedeutet: Rohmilch und im Handel erhältliche Trinkmilch müssen auf etwa 95 Grad erhitzt werden. Nehmen Sie sie kurz vor dem Siedepunkt vom Feuer. Rühren Sie während des Erhitzens und auch danach gut um, damit sich keine Haut bildet. H-Milch kann ohne Vorkochen verwendet werden.
- Nun die Milch zudeckt auf Zimmertemperatur abkühlen lassen. Ein Glasgefäß mit zuschraubbarem Deckel sorgfältig mit heißem Wasser – ohne Spülmittel! – auswaschen und die abgekühlte Milch hineinfüllen. Das Gefäß darf nicht zu voll sein, lassen Sie ein paar Zentimeter Platz bis zum Deckel. Nur so können Sie die gärende Milch schütteln, außerdem bleibt dadurch genug Platz für die beim Gären entstehenden Gase.
- Jetzt kommt das Kefirferment hinzu, schneiden Sie pro Liter Milch etwa 20 g von der Knolle. Dann das Ganze verschließen und bei Zimmertemperatur an einem lichtgeschützten Platz 18 bis 48 Stunden gären lassen. Die Kefirknolle sinkt zunächst ab, steigt aber mit dem Einsetzen der Gärung wieder nach oben.

Die Zusammensetzung des Kefirgetränks lässt sich durch Temperatur und Gärzeit recht gut beeinflussen. Denn die einzelnen Bakterien und Hefen arbeiten jeweils unter bestimmten Bedingungen besonders gut. Grundsätzlich gilt: Nach kurzer Gärdauer von etwa 18 bis 24 Stunden schmeckt Kefir eher mild, nach 48 Stunden schmeckt er kräftig und deutlich sauer.

- Hin und wieder das Glas schütteln, um den Kefir dünnflüssig zu halten. Je häufiger Sie schütteln, desto höher ist später der Alkoholgehalt im Kefir. Nicht geschüttelter Kefir enthält etwa 0,15, alle drei bis vier Stunden geschüttelter Kefir über 0,8 Prozent Alkohol.
- Nach Ablauf der Gärzeit gießen Sie den Kefir über ein Sieb, um das Ferment herauszufiltern. Der Kefir ist nun trinkfertig. Im Kühlschrank hält er sich etwa 14 Tage lang. Das Ferment ist bereit für neue keimfrei gemachte Milch.

Schlankmacher für Blutgruppe B

Kefir

Unterstützt die Darmarbeit, sorgt für stabiles Sättigungsgefühl.

Blattgemüse

Wird von Bluttyp B gut vertragen. Seine Ballaststoffe sorgen für ein stabiles Sättigungsgefühl.

Dickmacher für Blutgruppe B

Amarant, Weizen, Mais und Buchweizen

Verlangsamen den Stoffwechsel und sorgen für einen niedrigen Blutzuckerspiegel, der dem Gehirn ein starkes Hungergefühl meldet.

Hülsenfrüchte
Besitzen ffir Bluttyp B einen geringeren Sättigungsgehalt als für andere Bluttypen. Sie werden zudem nicht so gut vertragen.

Wichtige Nahrungsmittel für Typ B

Fleisch
- Hammel
- Kaninchen
- Lamm
- Wild

Fisch
- Hecht
- Heilbutt
- Kabeljau
- Lachs
- Makrele
- Rotbarsch
- Sardine
- Seehecht
- Seeteufel

Back- und Teigwaren
- Essener Brot
- Hafermehl
- Hirsebrot
- Reismehl

Gemüse, Nüsse und Samen
- Auberginen
- Blumenkohl
- Brokkoli
- Chilischoten
- Chinakohl
- Grünkohl
- Kidneybohnen
- Mandeln
- Möhren
- Paprika
- Paranüsse
- Pekannüsse
- Petersilie
- Rosenkohl
- Rote Beete
- Rotkohl
- Shiitakepilze
- Weißkohl

Obst und Obstsäfte
- Ananas und Ananassaft
- Bananen und Bananensaft
- Papaya und Papayasaft
- Pflaumen
- Preiselbeeren
- Trauben und Traubensaft
- Zwetschgen

Milchprodukte
- Hüttenkäse
- Joghurt
- Kefir
- Magermilch
- Mozzarella
- Ricotta
- Schafskäse
- Ziegenkäse

Zerealien
- Dinkel
- Hafer
- Hirse
- Puffreis

Getränke
- Grüner Tee

Gewürze
- Cayennepfeffer
- Curry
- Ingwer
- Kümmel

Problematische Nahrungsmittel für Typ B

Fleisch
- Ente
- Gans
- Huhn
- Innereien
- Schweinefleisch
- Speck

Fisch
- Aal
- Anschovis
- Austern
- Garnelen
- Hummer
- Krebse
- Langusten
- Räucherlachs
- Tintenfisch

Back- und Teigwaren
- Gerstenmehl
- Hartweizenprodukte
- Knäckebrot
- Maisprodukte
- Mehrkornbrot
- Roggenmehl
- Vollkornbrot
- Weizenmehl

Gemüse, Nüsse und Samen
- Artischocken
- Avocados

- Cashewnüsse
- Erdnüsse
- Grüne Linsen
- Haselnüsse
- Mais
- Mohn
- Mungobohnensprossen
- Oliven
- Pinienkerne
- Pistazien
- Radieschen
- Rettich
- Sesam
- Tempeh
- Tofu
- Tomaten

Obst und Obstsäfte
- Granatäpfel
- Kokosnuss
- Rhabarber

Milchprodukte
- Schmelzkäse
- Speiseeis

Zerealien
- Amarant
- Buchweizen
- Cornflakes
- Gerste
- Roggen
- Weizenflocken
- Weizenkeime
- Weizenschrot

Getränke
- Colagetränke
- Limonaden
- Soda
- Tomatensaft
- Spirituosen

Gewürze
- Pfeffer
- Zimt

Sonstiges
- Distelöl
- Erdnussöl
- Gelatine
- Rapsöl
- Sesamöl
- Sonnenblumenöl
- Tomatenketchup

8. Das Kochbuch für Blutgruppe B

Leckere Rezepte für alle Gelegenheiten

Zum großen Frühstück: Hirse-Pflaumencreme

→0 AB

(für 4 Personen)

Bedeutung für Bluttyp B:
Hirse und Pflaumen werden von Bluttyp B ausgesprochen gut vertragen. Sie sorgen für eine stabile Sättigung und mobilisieren den Stoffwechsel. Hirse enthält außerdem viel Kieselsäure für schöne und kräftige Fingernägel und Haare.

Zutaten:
80 g Hirse
250 ml Pflaumensaft
300 g Pflaumen, frisch oder aus dem Glas
50 g Mascarpone
50 g Joghurt
1 EL Honig
1 TL zerriebene Zitronenschale
½ TL Vanillepulver
Walnuss- oder Mandelsplitter zum Garnieren

Zubereitung:
Pflaumensaft zum Kochen bringen, Hirse abwaschen und dazu-

rühren. Einmal aufkochen, abdecken und auf kleiner Flamme etwa 10 Minuten köcheln lassen. Anschließend auf der abgeschalteten Herdplatte noch 20 Minuten nachquellen und erkalten lassen.

Pflaumen (frische Pflaumen vorher waschen) in kleine Stücke schneiden. Mascarpone und Joghurt mischen und glatt rühren.

Erkaltete Hirsemasse mit Honig, Zitronenschale und Vanillepulver abschmecken. Pflaumenstücke dazugeben und Mascarpone-Joghurt-Mischung unterheben.

Am Schluss die einzelnen Portionen mit Nuss- oder Mandelstücken bestreuen.

Bananen-Mandel-Kefir, die Leckerei für zwischendurch

(für 2 Personen)

Bedeutung für Bluttyp B:
Kefir gehört zu den Milchspeisen, die von Bluttyp B sehr gut vertragen werden. Er ist vor allem für die Versorgung mit hochwertigem Eiweiß zuständig, seine Bakterien und Hefepilze unterstützen zudem die Arbeit des Darms. Bananen und Mandeln sorgen für ein stabiles Niveau des Blutzuckerspiegels und sind damit gut sättigend.

Zutaten:
1 Banane
2 TL Mandelmus
1 Vanilleschote
2 TL Honig
250 g Kefir

Zubereitung:
Die Banane schälen, in Stücke brechen und in den Mixer geben. Mandelmus, Honig und Kefir hinzufügen.

Das Mark aus der Vanilleschote kratzen und ebenfalls zugeben. Dann alles zusammen pürieren und mit ein paar Eiswürfeln sofort servieren.

Besonderheit:
Der Bananen-Mandel-Kefir eignet sich auch zum Frühstück.

Äpfel mit Ziegenkäse auf Salat, als Mittag- oder Abendessen

→AB

(für 4 Personen)

Bedeutung für Bluttyp B:
Im Zentrum dieses Essens steht der Ziegenkäse. Bluttyp B – als Nachfahre der früheren Berghirten – verträgt ihn ausgesprochen gut.

Zutaten:
4 säuerliche Äpfel
150 g Ziegenkäse
100 g Quark
2 EL geriebener Emmentalerkäse
150 g Feldsalat
50 g Endiviensalat
2 EL Apfelessig
Kräutersalz
Cayennepfeffer
4 EL Olivenöl
2 EL gehackter Schnittlauch

Zubereitung:
Die Äpfel längs halbieren und das Kerngehäuse großzügig entfernen. Ziegenkäse und Quark mit einer Gabel zerdrücken und gut vermischen. Den Emmentaler hinzufügen und mit Kräutersalz abschmecken.

Die Käsemasse in die Apfelhälften füllen und bei 220 Grad im vorgeheizten Backofen etwa 15-20 Minuten backen. In der Zwischenzeit den Salat putzen, waschen und trocken schleudern. Essig, Salz, Pfeffer und Öl zu einer Salatsauce verrühren und mit dem Salat vermischen.

Den Salat auf vier Teller verteilen, jeweils 2 gebackene Apfelhälften darauf setzen.

Heißer Party-Obstsalat

(für 8 Personen)

Bedeutung für Bluttyp B:
Alle hier verwendeten Obstsorten sind für Typ B sehr gut bekömmlich. Menschen mit Blutgruppe B haben ja beim Verzehr von Obst mitunter Probleme wie saures Aufstoßen oder Kratzen im Hals. Bei diesem Salat spüren sie sofort, wie gut er ihnen tut.

Zutaten:
150 g Joghurt
2 TL Honig
abgeriebene Schale von 1 unbehandelten Zitrone
40 g Butter
3 Päckchen Vanillinzucker
1 kleine Dose Ananas
8 Zwetschgen
2 mittelgroße Bananen
Zitronensaft zum Beträufeln

Zubereitung:
Den Joghurt, den Honig und die Zitronenschale für die Sauce miteinander verrühren. 16 kleine Alu-Schalen (5 – 6 cm) ausbuttern, mit zwei Päckchen Vanillinzucker ausstreuen.

Die Ananasringe in Stückchen, die Zwetschgen in kleine Schnitze schneiden. Die Bananen schräg in Scheiben schneiden, mit Zitronensaft beträufeln. Die Alu-Schälchen von außen nach innen rosettenförmig mit dem Obst auslegen, mit dem restlichen Vanillinzucker bestreuen. Die Förmchen gut mit Alufolie verschließen und ca. 15 Minuten auf den Grill stellen. Einen Löffel Zitronensauce auf den Obstsalat geben und aus den Förmchen essen.

Reissalat mit Auberginen und Schafskäse

AB

(für 4 Personen)

Bedeutung für Bluttyp B:
Auberginen bekommen Typ B ausgesprochen gut. In Kombination mit Reis und Schafskäse ergibt sich ein hoher Sättigungsgrad.

Zutaten:
150 g Reis
2 Auberginen
200 g Schafskäse
100 g Zuckerschoten
1 Bund Lauchzwiebeln
9 EL Olivenöl
3 EL Weißweinessig
2 EL Senf
Salz

Zubereitung:
Den Reis kochen und abschrecken. Die Auberginen würfeln, salzen und 10 Minuten ziehen lassen. Danach in einem Küchentuch ausdrücken und mit etwas Öl in einer beschichteten Pfanne kräftig braten.

Den Schafskäse zerbröseln. Die Zuckerschoten putzen und 2 Minuten blanchieren. Dann die Lauchzwiebeln in Ringe schneiden. Öl, Essig und Senf mixen und mit Salz abschmecken. Zum Schluss alle vorbereiteten Zutaten vermischen und servieren.

Trinken Sie dazu 1 bis 2 Gläser Ananas- oder Traubensaft.

Das Dessert: Bananensorbet auf Mangospalten

0

(für 6 Personen)

Bedeutung für Bluttyp B:
Bananen sind für Bluttyp B sehr gut bekömmlich, außerdem sorgen sie für einen stabilen Sättigungsgrad. Das folgende Dessert eignet sich vor allem als Nachspeise zu würzigen Gerichten.

Zutaten:
4 Bananen
2 EL brauner Zucker
200 ml grüner Tee
Saft von 1 Zitrone
2 EL Limettensirup
1 Mango
Melisseblättchen zum Garnieren
Traubensaft

Zubereitung:
Den Zucker in den Tee geben und auflösen. Die Bananen schälen, das Fruchtfleisch mit dem Tee, dem Zitronensaft und dem Limettensirup pürieren. Die Masse in die Eismaschine geben oder in einer Metallschüssel im Tiefkühlfach gefrieren. Dabei ab und zu mit einer Gabel umrühren.

Die Mango schälen und in Spalten schneiden, in den Traubensaft legen. Zum Servieren das Sorbet mit einem Eislöffel portionieren und auf Mangospalten anrichten. Mit Melisseblättchen garnieren.

Käse zum Abendessen: Emmentalercreme mit Paprika

→AB

(für 2 Personen)

Bedeutung für Bluttyp B:
Menschen mit Blutgruppe B haben in der Regel nur wenig Probleme mit Milchprodukten. Das folgende Gericht wird außerdem durch die Beigabe von Cayennepfeffer und Kümmel in seiner Bekömmlichkeit für Typ B aufgewertet.

Zutaten:
200 g Emmentaler
200 g Magerquark
4 EL Bioghurt
1 Zwiebel
1 Messerspitze Kümmel
1 Messerspitze Cayennepfeffer
1 TL Paprikapulver, edelsüß
Salz

Zubereitung:
Emmentaler, Quark und Bioghurt zu einer glatten Creme verrühren. Die Zwiebel schälen, klein hacken und unterrühren. Schließlich die Gewürze hinzugeben, noch einmal verrühren und mit Salz abschmecken.

Reichen Sie dazu Hirsebrot oder Essener Brot oder einfach gekochte Hirse.

Vitaminpower: Kefir mit Früchten A AB

(für 1 Person)

Bedeutung für Bluttyp B:
Ananas und Kefir werden von Typ B optimal verwertet, Sanddorn sorgt für eine reichliche Zufuhr an Vitamin C. Ein optimaler Drink für die kalten Herbst- und Wintertage, die auch Typ B infektanfällig machen.

Zutaten:
¼ frische Ananas
1 TL Zitronensaft
2 TL Sanddornmark (aus dem Reformhaus)
125 g Kefir

Zubereitung:
Ananas in Stücke schneiden, mit dem Zitronensaft und dem Sanddornmark im Mixer pürieren. Den Kefir dazugeben und alles kurz durchmischen.

Kalte Gurkensuppe, nahrhafte Erfrischung für den Sommer

→A →AB

(für 2 Personen)

Bedeutung für Bluttyp B:
Die Stärke dieses Rezepts liegt für Typ B in seinem hohen Joghurtanteil. Dieses fermentierte Milchprodukt ist für ihn gut bekömmlich und stabilisiert die Darmarbeit.

Zutaten:
1 Salatgurke
1 Frühlingszwiebel
1 EL gehackter Dill
Saft von ½ Zitrone
500 ml Gemüsebrühe
500 g Joghurt
1 Knoblauchzehe
Salz
Cayennepfeffer

Zubereitung:
Gurke »halb-und-halb« schälen (also ein paar Streifen von der Schale dranlassen). In Scheiben schneiden und im Mixer pürieren. Die Frühlingszwiebel schälen und in Ringe schneiden. Zusammen mit Dill, Zitronensaft, Brühe und Joghurt in das Gurkenpüree mischen. Am Ende den Knoblauch schälen und hineinpressen, mit Salz und Cayennepfeffer abschmecken.

Obst- und Gemüsekombination I
(für 2 Personen)

Bedeutung für Bluttyp B:
Im Zentrum dieses Rezepts steht der Joghurt, der für den Verdauungsapparat von Typ B optimal verwertbar ist.

Zutaten:
6 Stängel Staudensellerie
40 g Feldsalat
3 frische Birnen
40 g Roquefortkäse
150 g Joghurt
1 TL Zitronensaft

Zubereitung:
Die Selleriestangen putzen und in 1 cm dicke Stücke schneiden. Den Feldsalat gründlich waschen und abtropfen lassen. Die Birnen waschen, dünn schälen, entkernen und in Stücke schneiden. Den Roquefort mit einer Gabel zerdrücken und mit Joghurt und Zitronensaft zu einer sämigen Sauce verrühren.

Birnen und Sellerie auf einem Teller verteilen, mit dem Feldsalat garnieren und mit der Käsesauce anrichten.

Obst- und Gemüsekombination II AB
(für 2 Personen)

Bedeutung für Bluttyp B:
Blumenkohl, Chinakohl, Mandeln und Möhren stehen auf der Liste der Positivnahrungsmittel für Bluttyp B ganz oben. Die Kombination mit Aprikosen bringt eine schöne Geschmacksnuance.

Zutaten:
½ Chinakohl
2 Schwarzwurzeln
½ Blumenkohl
2 Möhren
2 Frühlingszwiebeln
½ Tasse gehackte Mandeln

Für das Dressing:
1 Tasse getrocknete Aprikosen
3 EL Olivenöl
½ TL Ingwerpulver
2 Knoblauchzehen
Salz
eventuell 1 Tasse Rooibostee

Zubereitung:
Das Dressing: Die Aprikosen über Nacht in Wasser oder Rooibostee einweichen lassen.

Knoblauch schälen, auspressen und mit den eingeweichten Aprikosen und allen Dressingzutaten im Mixer pürieren. Mit Salz abschmecken.

Der Salat: Chinakohl waschen und zerteilen. Schwarzwurzeln schälen, waschen und in kleine Stücke schneiden. Blumenkohl waschen und zu Röschen teilen. Mit den Schwarzwurzeln kurz in kochendem Wasser garen. Möhren schälen, waschen und in kleine Stücke schneiden. Frühlingszwiebeln schälen und in feine Ringe schneiden.

Die Chinakohlblätter auf Tellern kreisförmig ausbreiten, darauf das Gemüse verteilen. Bei Tisch bedient sich jeder selbst vom Aprikosenpüree und den Mandelstücken.

Das bekömmliche Wildgericht: Hasenfilet in Kirschsauce

(für 2 Personen)

Bedeutung für Bluttyp B:
Hasenfleisch ist für Bluttyp B – im Unterschied zu vielen anderen Fleischsorten – gut bekömmlich.

Zutaten:
300 g Hasenfilet
200 g Kirschen aus dem Glas
2 EL Sahne oder Creme fraîche
2 EL Olivenöl
1 Messerspitze Cayennepfeffer
250 ml Kirschsaft
2 Zweige krause Petersilie
Salz

Zubereitung:
Die Filetstücke mit Cayennepfeffer und Öl bestreichen und in eine heiße Pfanne legen. Von beiden Seiten gerade gar braten, dann salzen. Das Fleisch herausnehmen und warm halten.

Den Kirschsaft in die Pfanne geben und kurz aufkochen. Die Kirschen mit der Sahne oder Creme fraîche dazugeben.

Dann die Filetstücke in den Kirsch-Sahne-Sud einlegen und das Ganze zugedeckt einige Minuten lang warm halten und ziehen lassen. Mit Petersilienzweigen anrichten.

Besonderheit:
Statt der Kirschen können Sie auch Aprikosen, Pfirsiche oder Birnenhälften nehmen.

Die 7-Tage-Diät für Typ B

Das brauchen Sie für die 7-Tage-Kur für Typ B

pro Person

Getreide und -produkte
6 Scheiben Essener Brot
4 Scheiben Hirsebrot
100 g Reis oder Hirse
100 g Hirse
2 EL Puffreis
2 EL Haferflocken

Gemüse, Nüsse und Samen
250 g Blumenkohl
400 g Auberginen
100 g Brokkoli
300g Grünkohl
1 Stange Lauch
1 Kohlrabi
2 Möhren
1 kleine rote Paprikaschote
1 kleine gelbe Paprikaschote
2 rote Chilischoten
1 Frühlingszwiebel
5 Zwiebeln
3 Knoblauchzehen
50 g Kartoffeln
30 g Shiitakepilze
Petersilie
Schnittlauch
Dill
Ingwerknolle
4 EL Mandelsplitter
1 TL Mandelmus

Obst, Trockenobst und Obstsaft
6 Bananen
80 g Ananas
6 getrocknete Datteln
6 getrocknete Feigen
20 Trockenpflaumen
500 g Pflaumen aus dem Glas
2 EL Zitronen
100 ml Pflaumensaft

Fleisch
125 g Lammschulter
Leberwurstaufstrich

Fisch
200 g Kabeljaufilet

Milchprodukte
4 Stück Ziegenkäse (je 30 g)
100 g Schafskäse

2 Scheiben Bauern- oder Hüttenkäse
2 Scheiben Ziegenkäse oder Mozzarella
550 ml Magermilch
600 g Joghurt
150 g Sahnejogurt
1 l Kefir
200 g Sahne
Butter
Butterschmalz

Getränke
Grüner Tee
Ananas- oder Traubensaft
Bier oder Wein

Gewürze und Kräuter
Zucker
Salz
Cayennepfeffer
Rosenpaprika
Salbei
Oregano
Kerbel
Lorbeerblatt
Curry
Koriander
Kreuzkümmel
Kardamom
Senfkörner
Gemüsebrühe
Fleischbrühe

Sonstiges
Olivenöl
Sojasauce
Senf
Portwein
50 ml Bier (dunkel)
1 Ei
Honig

Wer keine Diät macht, braucht zusätzlich Hirse, Reis und Brot.

Montag

Frühstück: Pflaumenjogurt mit Puffreis

A AB

(für 1 Person)

Zutaten:
250 g Pflaumen aus dem Glas
300 g Joghurt oder Kefir
1 EL Puffreis

Zubereitung:
Die Früchte pürieren, mit Joghurt oder Kefir vermischen. Schließlich den Puffreis einmengen.

Trinken Sie dazu 1 bis 2 Tassen grünen Tee.

Mittagessen: Gemüsecurry mit Bananen

(für 2 Personen)

Zutaten:
1 kleiner Blumenkohl (500 g)
200 g Brokkoli
1 Stange Lauch
2 Möhren
2 mittelgroße Bananen
2 Knoblauchzehen
1 kleine Zwiebel
2 EL Butterschmalz
1 EL Currypulver
300 g Sahnejogurt

Zubereitung:
Das Gemüse putzen und waschen. Den Blumenkohl und Brokkoli in Röschen teilen, die Stiele fein schneiden. Den Lauch und die Möhren in Scheiben schneiden. Die Banane schälen und würfeln.

Das Butterschmalz in einem Topf erhitzen, die fein gewürfelte Zwiebel mit den gewürfelten Bananen darin andünsten, die Knoblauchzehen dazupressen, das Currypulver darüberstäuben. Nun das Gemüse nacheinander mitdünsten, mit dem verquirlten Joghurt übergießen, etwa 30 Minuten köcheln lassen und eventuell nachwürzen.

Dazu passt gekochte Hirse und als Getränk grüner Tee.

Abendessen: Marinierter Ziegenkäse 0 A AB

(für 4 Personen)
(braucht Vorbereitungszeit)

Zutaten:
8 Stück Ziegenkäse (je 30 g)
500 ml Olivenöl
1 rote Chilischote
4 frische Salbeiblätter
1 TL Oregano
1 Knoblauchzehe
1 Lorbeerblatt

Zubereitung:
Die Chilischote putzen, von den Kernen befreien und klein schneiden.

Den Käse zusammen mit den Kräutern, dem zerpressten Knoblauch und dem Chili dekorativ in ein Glas schichten und mit Öl begießen. Das Ganze mindestens 24 Stunden ziehen lassen.

Trinken Sie dazu 1 Glas Ananas- oder Traubensaft.

Dienstag

Frühstück
(für 1 Person):

2 bis 3 Scheiben Hirsebrot oder Essener Brot mit dünnem Leberwurstaufstrich. Dazu 1 Tasse grünen Tee und 1 Glas Kefir.

Mittagessen: Kartoffelrahmsuppe mit Shiitake
(für 4 Personen)

Zutaten:
140 g mehlig kochende Kartoffeln
300 ml klare Hühnerbrühe
100 g Shiitakepilze
2 Stängel Petersilie
65 g Butter
Salz
Cayennepfeffer
1 Prise Zucker
120 ml Sahne

Zubereitung:
Die Kartoffeln schälen, waschen und in etwa 1 cm dicke Scheiben schneiden, in der Brühe weich kochen, nicht abgießen. Die Shiitake-Pilze putzen und in Scheiben schneiden. Die Petersilie waschen und Blätter abzupfen.

Die weich gekochten Kartoffeln mit einem Schneebesen durchschlagen. Die Shiitake-Scheiben in 15 g hell aufschäumender Butter andünsten. Mit Salz, Cayennepfeffer und einer Prise Zucker würzen.

Die Kartoffelsuppe in einem Topf aufsetzen, die Sahne hinzufügen und alles heiß rühren, aber nicht mehr kochen lassen. Mit dem Pürierstab aufschlagen und dabei die restlichen 50 g Butter in kleinen Stücken hinzufügen.

Die Shiitakepilze in die Suppe geben. Mit den gezupften Petersilieblättchen garniert servieren.

Dazu 1 bis 2 Tassen grünen Tee.

Abendessen: Pflaumensuppe mit Kardamomsahne

AB

(für 2 Personen)

Zutaten:

40 entsteinte Trockenpflaumen
1 Glas Pflaumensaft
6 Gewürznelken
1 Gläschen Portwein
2 EL Zitronensaft
100 g Schlagsahne
1 TL gemahlener Kardamom
2 EL Mandelsplitter

Zubereitung:

Pflaumen, Pflaumensaft und Nelken so lange köcheln, bis die Früchte ganz weich sind, abkühlen lassen, die Nelken herausfischen. Nun die Suppe mit dem Pürierstab glatt schlagen, Zitronensaft und Portwein hinzufügen.

Die Schlagsahne steif schlagen und mit Kardamom würzen.

Das Pflaumenpüree auf 2 Tellern verteilen und mit der Kardamomsahne und Mandelsplittern veredeln.

Mittwoch

Frühstück: Datteln-Feigen-Schale

(für 1 Person)

Zutaten:
2 getrocknete Datteln
2 getrocknete Feigen
1 frische Banane
1 EL zerhackte Mandeln
150 ml Magermilch
1 gestrichener TL zermahlener Kardamom

Zubereitung:
Die Trockenfrüchte am Abend in warmes Wasser zum Einweichen geben, am nächsten Morgen in kleine Stücke schneiden. Die Banane schälen und in dünne Scheiben schneiden. Alle Früchte miteinander verrühren, die Milch mit Kardamom vermischen und darübergießen.

Trinken Sie dazu 1 bis 2 Tassen grünen Tee.

Mittagessen: Kabeljaufilet mit rotem und gelbem Paprika 0

(für 2 Personen)

Zutaten:
300 bis 400 g Kabeljaufilet
1 Messerspitze Cayennepfeffer
1 EL Zitronensaft
je 1 kleine gelbe und rote Paprikaschote
1 EL Olivenöl
Salz
100 ml Gemüsebrühe

Zubereitung:
Das Fischfilet mit Küchenpapier gut trocken tupfen und in 4 gleiche Portionen schneiden. Bei tief gefrorenem Fisch fällt die Portionierung leichter, weil er bereits in Scheiben angeboten wird. Die Fischstücke rundherum mit Cayennepfeffer und Zitronensaft einreiben und beiseite stellen.

Die Paprikaschoten waschen, vierteln, entstielen und vom Kern und den dicken Rippen befreien, dann in schmale Streifen schneiden.

Das Öl in einer Pfanne erhitzen. Die Paprikastreifen hineingeben und kurz anbraten. Etwas Salz zugeben, schließlich mit der Gemüsebrühe ablöschen.

Die Fischstücke auf die Paprikastreifen legen, alles zusammen zugedeckt etwa 10 Minuten bei geringer Hitze köcheln lassen, bis der Fisch gar ist. Zum Schluss etwas Salz darüberstreuen.

Dazu schmecken Basmatireis oder gekochte Hirse. Als Getränk eignet sich grüner Tee.

Abendessen: Auberginen mit Joghurt und Rosenpaprika

AB

(für 2 Personen)

Zutaten:
400 g Auberginen
2 TL Olivenöl
300 g Joghurt
1 gestrichener TL Rosenpaprika
2 EL gehackter Schnittlauch
Salz

Zubereitung:
Die Auberginen von den Stielansätzen befreien, waschen und in große Würfel zerschneiden. Das Öl im Schmortopf erhitzen, die Auberginen hineingeben und mit geschlossenem Deckel etwa 15 Minuten dünsten. Nach Bedarf etwas Wasser zugeben!

Währenddessen den Joghurt mit Rosenpaprika und Schnittlauch verrühren. Mit Salz abschmecken. Die Auberginenwürfel aus dem Topf nehmen, abkühlen lassen und mit dem Joghurt vermengen.

Trinken Sie dazu 1 bis 2 Gläser Ananas- oder Traubensaft.

Donnerstag

Frühstück: Pflaumenjogurt mit Mandeln

A AB

(für 1 Person)

Zutaten:
250 g Pflaumen aus dem Glas
200 g Joghurt oder Kefir
1 EL Puffreis
1 EL Mandelsplitter

Zubereitung:
Die Früchte pürieren, dann mit Joghurt oder Kefir vermischen. Schließlich Puffreis und Mandelsplitter einmengen.

Trinken Sie dazu 1 bis 2 Tassen grünen Tee.

Mittagessen: Hirsefrikadellen →A →AB

(für 2 Personen)

Zutaten:
150 g Hirse
½ Zwiebel
2 EL Leinöl
300 ml Gemüsebrühe
Salz
Cayennepfeffer
1 Knoblauchzehe
1 EL gehackter Kerbel
2 EL gehackter Dill
2 EL gehackte Petersilie
1 Ei
1 bis 2 EL Haferflocken

Zubereitung:
Die Zwiebel schälen und in kleine Würfel hacken, in 1 EL Leinöl glasig dünsten, gewaschene Hirse dazugeben, mit der Gemüsebrühe auffüllen und zum Kochen bringen. Anschließend bei geringer Hitze etwa 20 Minuten ausquellen lassen. Bei Bedarf etwas Wasser nachgießen.

Hirse abkühlen lassen, Knoblauch schälen und hineinpressen, mit Salz und Cayennepfeffer abschmecken. Die Kräuter, das Ei und zum Binden ein paar Haferflocken dazugeben, alles gut miteinander verkneten. Mit den Händen kleine Frikadellen formen und in einer Pfanne mit 1 EL heißem Öl braten.

Die Frikadellen können sowohl warm als auch kalt gegessen werden.

Trinken Sie dazu 1 Glas Kefir.

Abendessen: Marinierter Ziegenkäse

Rezept unter Montag
Trinken Sie dazu 1 bis 2 Gläser Trauben- oder Ananassaft.

Freitag

Frühstück: Datteln-Feigen-Schale

Rezept unter Mittwoch
Dazu 1 bis 2 Tassen grünen Tee.

Mittagessen: Gemüsesalat mit Schafskäse

0 → A → AB

(Schnellgericht für 1 Person)

Zutaten:
1 kleiner Kohlrabi
1 kleine Möhre
1 Frühlingszwiebel
1 EL Sojasauce
2 EL Olivenöl
Cayennepfeffer
100 g Schafskäse
1 gestrichener TL Oregano

Zubereitung:
Kohlrabi und Möhre schälen und fein würfeln oder grob raspeln. Die Frühlingszwiebel waschen, putzen und in sehr feine Ringe schneiden.

In einer Schüssel Oregano mit Sojasauce, Olivenöl und etwas Cayennepfeffer verrühren, das Gemüse darin wenden.

Den Schafskäse klein würfeln und unter den Salat mischen, mit Salz abschmecken.

Trinken Sie dazu 1 bis 2 Tassen grünen Tee.

Abendessen
(für 1 Person):

2 Scheiben Hirsebrot oder 3 Scheiben Essener Brot, belegt mit etwas Leberwurst. Dazu 1 bis 2 Gläser Kefir.

Samstag

Frühstück
(für 1 Person):

2 bis 3 Scheiben Hirsebrot oder Essener Brot mit jeweils einer Scheibe Bauern- oder Hüttenkäse. Dazu 1 bis 2 Tassen grünen Tee.

Als Snack zwischendurch: Bananen-Mandel-Milch
(für 2 Personen)

Zutaten:
1 Banane
2 TL Mandelmus
2 TL Honig
250 ml Milch

Zubereitung:
Banane schälen, in Stücke brechen und in den Mixer geben. Mandelmus, Honig und Milch hinzufügen. Alles pürieren und sofort servieren.

Mittagessen: Grünkohl in Senf-Biersauce

→A →AB

(für 2 Personen)

Zutaten:
30 g Butter
½ Zwiebel
500 bis 600 g Grünkohl, ohne Strunk
1 EL ganze Senfkörner
100 ml Bier (am besten dunkles Bier)
1 EL Haferflocken
250 ml Sahne
1 EL mittelscharfer Senf
Salz
1 EL Honig

Zubereitung:
Zwiebel schälen und in kleine Stücke hacken.

Butter in einen Topf geben und heiß werden lassen. Zwiebelstücke hinzugeben und glasig dünsten.

Grünkohl fein schneiden und hinzugeben. Senfkörner und etwas Salz hineinstreuen, dann mit Wasser aufgießen, eine Zeit lang kochen lassen. Wenn das Wasser verkocht ist, mit Bier ablöschen.

Haferflocken zugeben und alles aufkochen lassen. Sahne und Senf hinzugeben. Mit Salz und Honig abschmecken.

Zum Grünkohl schmecken am besten Salzkartoffeln. Als Getränk: 1 Glas Kefir.

Abendessen: Auberginen mit Joghurt und Rosenpaprika

Rezept unter Mittwoch

Trinken Sie dazu 1 Glas Trauben- oder Ananassaft.

Sonntag

Frühstück: Datteln-Feigen-Schale

Rezept unter Mittwoch

Dazu 1 bis 2 Tassen grünen Tee.

Mittagessen: Exotisches Lammcurry mit Bananen 0

(für 4 Personen)

Zutaten:
500 g Lammschulter
250 g Zwiebeln
250 g frische Ananas
2-3 mittelgroße Bananen
½ l Fleischbrühe
frischer Koriander (ersatzweise Petersilie)
2 EL Butterschmalz

Für die Currypaste:
2 große getrocknete rote Chilischoten
1 Knoblauchzehe
1 gestrichener TL Koriandersamen

1 gestrichener TL Kreuzkümmel
10 g frischer Ingwer
½ TL Salz

Wer die verschiedenen Gewürze für die Currypaste nicht bekommt, kann auch Currypulver nehmen.

Zubereitung:
Die Chilis entkernen, 10 Minuten in warmem Wasser einweichen, dann zusammen mit den Gewürzen für die Currypaste pürieren oder im Mörser sehr fein zerstoßen.

Das Fleisch in etwa 3 cm große Würfel schneiden, Butterschmalz stark erhitzen, das Fleisch darin braun braten. Hitze reduzieren, die geschälten und geviertelten Zwiebeln dazugeben und unter Rühren anbraten. Die Paste mit der Brühe verrühren, dazugeben und alles im geschlossenen Topf 50 Minuten lang schmoren lassen. Die in Scheiben geschnittenen Bananen und die Ananasstücke zugeben und 10 Minuten lang miterhitzen. Abschmecken, eventuell nachsalzen und mit dem fein gehackten Koriander (oder der Petersilie) bestreuen.

Zu diesem Gericht reichen Sie am besten Basmatireis oder Hirse. Als Getränk empfiehlt sich grüner Tee.

Abendessen

(für 1 Person):

2 Scheiben Hirsebrot oder 3 Scheiben Essener Brot, belegt mit Ziegenkäse oder fettarmem Mozzarella.

Dazu 1 bis 2 Gläser Bier oder Wein.

9. Der moderne Mischtyp: Blutgruppe AB

Pflanzenkost ist Trumpf

Die Blutguppe AB entwickelte sich wahrscheinlich erst vor etwa 1000 Jahren. Dementsprechend ist Typ AB bestens an die Lebensbedingungen unserer Zeit angepasst. Andererseits ist der AB-Typ eine Mischung aus A und B und dies bedeutet, dass man bei ihm auch negative Eigenschaften erwarten muss, die man bei Menschen mit einer dieser beiden Blutgruppen beobachten kann.

Ähnlich wie Typ A produziert der AB-Typ zu wenig Magensäure. Die Verdauung von tierischen Proteinen ist daher erschwert. Der AB-Typ sollte also auf eine geringe Fleischzufuhr achten. Bei der Auswahl des Fleisches sollte sein B-ähnliches Erbe berücksichtigt werden: Menschen mit Blutgruppe AB vertragen Hammel, Kaninchen, Lamm, Truthahn und Fasan. Auf Schweine- und Rindfleisch sowie auf Huhn, Gans und Ente reagieren sie hingegen mit Problemen.

Milchprodukte verträgt der AB-Typ recht gut, Kefir und Joghurt sollten bei ihm als Stabilisatoren des Verdauungssystems keinesfalls auf dem Speisezettel fehlen. Auch Getreideprodukte bekommen ihm im Allgemeinen, allerdings sollten Menschen mit Beschwerden in den Atemwegen (wie zum Beispiel Asthma) ihren Weizenkonsum einschränken, da Weizen zu einer verstärkten Schleimhautproduktion in den Bronchien führen kann.

Menschen mit Blutgruppe AB besitzen ein verstärktes Risiko, an Magenschleimhautentzündungen zu erkranken. Dies gilt es in der Ernährung zu berücksichtigen. Auch das Krebsrisiko ist bei Typ AB erhöht, allerdings nicht ganz so stark wie bei Typ A. Deutlich häufiger leiden AB-Typen aber an nichtviralen Atemwegserkrankungen, vor allem an Bronchitis. Auch Spul- und Bandwürmer sowie Candida-Pilze scheinen sich zu Blutgruppe AB hingezogen zu fühlen. Durch eine entsprechende Ernährung mit wenig Industriezucker kann man sie jedoch vertreiben.

Die richtige Fleischdosis

Die empfohlene Fleischdosis liegt für Typ AB bei ein bis drei Prozent von der Gesamtnahrung. Fleischwaren sollten also auf seinem Speisezettel allenfalls eine Nebenrolle spielen, Geflügel sollte dort am besten gar nicht auftauchen. Die besten Fleischsorten für Typ AB sind Hammel, Lamm und Kaninchen.

Obst in der richtigen Auswahl

Die meisten Obstsorten sind für Typ AB recht gut bekömmlich. Vor allem Ananas, Kiwis, Pflaumen und Weintrauben sind ein wahrer Balsam für sein Verdauungssystem. Einige Früchte wie etwa Bananen, Kokosnüsse, Mangos und Orangen bereiten ihm jedoch Probleme.

Ananas, die Verdauungshilfe für AB

Die ursprünglich aus Westindien und auch Südamerika kommende Frucht ist in vielerlei Hinsicht wertvoll für Typ AB:
- Sie versorgt ihn mit wichtigen Vitaminen.
- Sie wird vom AB-Verdauungssystem optimal verwertet.

- Das Ananasenzym Bromelain verbessert den Blutfluss und trägt zum Abbau von Eiweiß-Fett-Partikeln an den Blutgefäßwänden bei. In seiner Eigenschaft als Eiweißspalter verbessert Bromelain die Verdauung – wer auf sein Körpergewicht achten muss, sollte die Südseefrucht unbedingt mehrmals wöchentlich genießen.

Ananas isst man am besten frisch oder in Form von Säften aus dem Reformhaus oder Naturkostladen. Obst aus der Dose ist aufgrund seines niedrigen Biostoffgehalts weniger geeignet.

Wichtig für AB: Fermentierte Milchprodukte

Menschen mit Blutgruppe AB dürfen Fleisch nur in geringen Mengen verzehren, sie sind daher auf andere Eiweißquellen angewiesen. Hier eignen sich natürlich Milchprodukte, wobei fermentierte Erzeugnisse den größten Nutzen bringen, weil sie das Darmmilieu verbessern und zudem sehr reich an B-Vitaminen sind.

Auf den Speisezettel von Bluttyp AB gehören also Kefir und Joghurt. Kefir kann man übrigens problemlos selbst herstellen. Näheres dazu erfahren Sie ab Seite 119.

Problematisch: Mais und Buchweizen

Getreide bekommt Menschen mit Blutgruppe AB in der Regel ganz gut, allerdings sollten sie Weizenprodukte nur einmal pro Woche essen, da sie ihren Körper übersäuern können. Vorsicht auch vor Buchweizen und Mais, zum Beispiel in Form von Cornflakes, sie lassen Typ AB vermehrt Depotfett ansetzen. Dinkel, Hirse und Hafer sind dagegen optimal für seinen Stoffwechsel.

Das Powerkorn für Bluttyp AB: Dinkel

Der Dinkel wurde in Asien schon vor 5000 Jahren als Nahrungsmittel angebaut. Nach Mitteleuropa kam er erst viel später, einige Ortsnamen wie etwa »Dinkelsbühl« weisen aber auf eine gewisse Tradition dieses Getreides auch bei uns hin.

Dinkel ist ein älterer Verwandter des Weizens, allerdings sind seine Erträge erheblich geringer. Außerdem wird sein Korn von einem festen Spelz geschützt, der nach dem Ernten erst entfernt werden muss. Beides zusammen hat dazu beigetragen, dass Dinkel in der modernen Getreidewirtschaft kaum eine Rolle spielt.

In der Naturkost hat das goldgelbe Urkorn jedoch einen Stammplatz. Denn aufgrund seiner schützenden Spelzhüllen ist es weitaus weniger mit Umweltgiften belastet als die übrigen Getreidesorten. Seine Lektine sind außerdem für die beiden Bluttypen B und AB ausgesprochen gut verträglich. Nicht zu vergessen schließlich seine hochwertigen Nährstoffe: Zwar enthält Dinkel weniger Kalzium als Weizen, dafür aber ist sein Gehalt an Magnesium und langkettigen Kohlenhydraten deutlich höher.

In der Küche wird Dinkel ähnlich zubereitet wie Weizen, allerdings ist seine Garzeit etwas kürzer. Dinkelkörner erhält man in jedem Naturkostladen, Dinkelbrot findet sich mittlerweile – im Zuge des Trends zur Naturkost – auch in vielen gewöhnlichen Bäckereien.

Übrigens: Grünkern unterschiedet sich botanisch nicht vom Dinkel. Es handelt sich bei ihm um Dinkelkörner, die während einer frühen Reifephase, der so genannten Milchreife, geerntet und dann über Buchenholz gedarrt werden. Diese Behandlung verändert das Getreide so sehr, dass es für Bluttyp AB leider nicht mehr bekömmlich ist. Während er Dinkel als ein Grundnahrungsmittel ansehen sollte, muss er Grünkern also meiden.

Dickmacher für Blutgruppe AB

Rotes Fleisch
Wird schlecht verdaut, denn Typ AB besitzt nur wenig Magensäure. Es schränkt außerdem die Verwertung anderer Nahrungsmittel ein.

Mais
Erzeugt nur ein geringes Sättigungsgefühl.

Weizen
Bremst den Stoffwechsel.

Bananen
Werden von Typ AB recht schnell in Depotfett umgewandelt.

Schlankmacher für Blutgruppe AB

Grüner Tee
Verfeinert das Geschmacksempfinden, verringert die Oxidation von Blutfetten. Die genaue Zubereitung finden Sie im »Kochbuch für Blutgruppe A« beschrieben.

Kefir
Regt die Ausschüttung von Verdauungssäften an und erzeugt ein stabiles Sättigungsgefühl.

Grünes Gemüse
Verbessert den Stoffwechsel.

Ananas
Ihr Enzym Bromelain verbessert die Eiweißverdauung und senkt außerdem den Appetit.

Noni-Frucht

Enthält die aktive Kernsubstanz des Ananasenzyms Bromelain, und das in extrem hoher Konzentration. In ihrer Heimat Polynesien wurden die Noni-Früchte früher gegessen, um in Notzeiten die nagenden Hungergefühle zu besänftigen. Darüber hinaus machen sie munter – und das ganz ohne Koffein.

In den USA ist Noni bereits sehr beliebt, hierzulande scheint er sich nur mäßig durchzusetzen. Hauptbezugsquelle für Noni-Saft ist das Internet mit dementsprechenden Unsicherheiten, was die Herkunft der Ware betrifft. Mittlerweile haben aber auch Apotheken Noni in ihr Sortiment aufgenommen: als »Premium«-Extrakt in Pulverform.

Wichtig ist, dass Sie Noni – gleichgültig, ob als Saft oder Extrakt – am Morgen vor dem Frühstück einnehmen, da seine Enzyme nur so ungestört den Magen in Richtung Darm passieren können.

Wichtige Nahrungsmittel für Typ AB

Fleisch

- Hammel
- Kaninchen
- Lamm
- Truthahn

Fisch

- Hecht
- Kabeljau
- Lachs
- Makrele
- Rotbarsch
- Sardine
- Seehecht
- Seeteufel

Back- und Teigwaren

- Dinkelbrot
- Essener Brot
- Hafermehl
- Hirsebrot
- Knäckebrot
- Roggenbrot
- Roggenmehl
- Sojabrot

Gemüse, Nüsse und Samen
- Auberginen
- Basmatireis
- Blumenkohl
- Brokkoli
- Erdnüsse
- Grünkohl
- Gurken
- Knoblauch
- Maronen
- Naturreis
- Petersilie
- Pintobohnen
- Rote Bohnen
- Rote Beete
- Sellerie
- Tempeh
- Tofu
- Walnüsse

Obst und Obstsaft
- Ananas und Ananassaft
- Feigen
- Grapefruits
- Kirschen und Kirschsaft
- Kiwis
- Papayasaft
- Pflaumen
- Preiselbeeren
- Weintrauben und Traubensaft
- Zitrone
- Zwetschgen

Milchprodukte
- Bauernkäse
- Hüttenkäse
- Joghurt
- Kefir
- Mozzarella
- Ricotta
- Saure Sahne
- Schafskäse
- Ziegenkäse

Zerealien
- Dinkel
- Hirse
- Haferkleie
- Puffreis

Getränke
- Grüner Tee
- Kaffee

Gewürze
- Curry
- Ingwer
- Kurkuma

Problematische Nahrungsmittel für Typ AB

Fleisch
- Ente
- Gans
- Geflügel
- Rindfleisch
- Schweinefleisch
- Speck
- Wild

Fisch
- Aal
- Anschovis
- Austern
- Flunder
- Garnelen
- Heilbutt
- Hummer
- Krebse
- Räucherlachs

Back- und Teigwaren
- Buchweizennudeln

Gemüse, Nüsse und Samen
- Artischocken
- Augenbohnen
- Avocados
- Haselnüsse
- Kidneybohnen
- Kürbiskerne
- Mais
- Mohn
- Mungobohnensprossen
- Paprikaschoten aller Farben
- Radieschen
- Rettich
- Sesam
- Shiitake-Pilze
- Sonnenblumenkerne
- Topinambur

Obst- und Obstsäfte
- Banane
- Granatapfel
- Guave
- Kokosnuss
- Mango
- Orange und Orangensaft
- Rhabarber

Milchprodukte
- Blauschimmelkäse
- Brie
- Butter
- Buttermilch
- Camembert
- Parmesan
- Speiseeis
- Vollmilch

Zerealien
- Buchweizen
- Cornflakes

Getränke
- Cola-Getränke
- Limonaden
- Schwarzer Tee
- Spirituosen

Gewürze
- Anis
- Cayennepfeffer
- Essig
- Kapern
- Pfeffer

Sonstiges
- Gelatine
- Sesamöl
- Sonnenblumenöl
- Tomatenketchup
- Worcestersauce

10. Das Kochbuch für Blutgruppe AB

Leckere Rezepte für alle Gelegenheiten

Der Brotaufstrich: Tofu mit Liebstöckel und Petersilie

0 A

Bedeutung für Bluttyp AB:
Der aus Asien stammende Tofu wird aus gekochten Sojabohnen hergestellt. Er ist sehr eiweißreich und frei von Cholesterin und problematischen Fettsäuren. Vom AB-Typ wird er in der Regel sehr gut vertragen, dennoch zählt Tofu zu den Nahrungsmitteln, die mitunter Allergien auslösen. Sie sollten daher – falls Sie ihn noch nicht kennen – erst einmal eine kleine Portion probieren.

Zutaten:
200 g Tofu
1 EL Olivenöl
1 TL Sojasauce
2 EL Zitronensaft
2 gepresste Knoblauchzehen
1 gehackte Frühlingszwiebel
1 TL gehackte Petersilie
1 TL gehackte Liebstöckelblätter
Salz

Zubereitung:
Tofu mit einer Gabel zerdrücken und mit dem Öl zu einer cremigen Masse verrühren. Die restlichen Zutaten dazugeben und alles miteinander vermischen. Mit Salz abschmecken.

Dinkel-Zwiebel-Suppe

A B

(für 2 Personen)

Bedeutung für Bluttyp AB:
Dinkel zählt zu den Getreidesorten, die Typ AB besonders gut verträgt. Normalerweise wird die Suppe mit Pfeffer gewürzt, auf den AB jedoch verzichten muss. Wir nehmen stattdessen Salbei und Kurkuma.

Zutaten:
4 Zwiebeln
1 EL Rapsöl
600 ml Gemüsebrühe
80 g fein gemahlener Dinkel
1 TL zerkleinerter Salbei
1 Messerspitze Kurkumapulver
2 EL saure Sahne
2 EL klein gehackter Schnittlauch
2 Scheiben Gouda

Zubereitung:
Zwiebeln schälen und in Ringe schneiden. Dann das Öl in einen Topf geben und die Zwiebelringe darin andünsten. Die Gemüsebrühe hineingießen, 10 Minuten kochen lassen. Den Dinkel einrühren und 10 Minuten bei mäßiger Hitze quellen lassen. Saure Sahne, Schnittlauch, Salbei und Kurkuma hinzugeben, durchrühren.

Auf 2 Teller geben. Die Käsescheiben zerkleinern und auf die beiden Teller verteilen.

Kressesalat

B

(für 2 Personen)

Bedeutung für Bluttyp AB:
Ein Klassiker der französischen Küche. Alle Zutaten sind für Typ AB problemlos zu verarbeiten. Gehen Sie jedoch sparsam mit dem Ingwer um, denn die Kresse besitzt bereits eine gute Portion Eigenschärfe!

Zutaten:
1 Hand voll klein geschnittene Brunnenkresse
1 Hand voll klein geschnittener Endiviensalat
1 Hand voll klein geschnittener Chinakohl
3 EL Olivenöl
3 EL Zitronensaft
zerriebene Muskatnuss
Salz
Ingwerpulver

Zubereitung:
Brunnenkresse, Endiviensalat und Chinakohl vermischen und auf zwei Tellern anrichten. Olivenöl, Zitronensaft und die Gewürze je nach Geschmack verrühren und über den Salat gießen.

Für besondere Anlässe: Dinkel-Gemüse-Pfanne

→0 →A

(für 4 Personen)

Bedeutung für Bluttyp AB:
Dinkel zählt zu den Getreidesorten, die Menschen mit der Blutgruppe AB besonders gut vertragen. In diesem Rezept wird er durch leicht verdauliche Gemüsesorten ergänzt. Die Dinkel-Gemüse-Pfanne lässt ernährungswissenschaftlich keine Wünsche offen – und sie ist auch kulinarisch ein Genuss.

Zutaten:
250 g Dinkelkörner
1 l Wasser
500 ml Gemüsebrühe
2 Zwiebeln
3 Knoblauchzehen
300 g Möhren
2 Lauchzwiebeln
5 g frischer Ingwer
2 EL Olivenöl
Salz
50 g Gouda

Die Dinkelkörner bereits am Vortag in 1 l Wasser einweichen. Dann das Wasser abgießen und die Gemüsebrühe zum Dinkel geben. Zugedeckt 20 bis 25 Minuten auf kleiner Flamme köcheln lassen, von der Herdplatte nehmen und zugedeckt noch eine Weile quellen lassen.

In der Zwischenzeit die Zwiebeln schälen und in kleine Würfel schneiden. Möhren putzen, schälen und in Scheiben schneiden. Lauchzwiebeln putzen und in Ringe schneiden. Ingwer schälen und zerreiben.

Öl in der Pfanne erhitzen. Zwiebel-, Möhren- und Lauchzwiebelstücke hineingeben, den Knoblauch hineinpressen. Das Gemüse anbraten. Anschließend den Dinkel unterheben und alles zusammen noch etwa 3 Minuten schmoren lassen.

Ingwer unterrühren, mit Salz abschmecken. Goudakäse grob reiben und darauf streuen. Sie können auch fertigen Reibekäse nehmen – es sollte aber kein Parmesan sein, denn der wird von Bluttyp AB schlecht vertragen.

Äpfel mit Ziegenkäse auf Salat, als Mittag- oder Abendessen **B**

(für 4 Personen)

Bedeutung für Bluttyp AB:
Im Zentrum dieses Essens steht der Ziegenkäse, der von Bluttyp AB sehr gut vertragen wird.

Zutaten:
4 säuerliche Äpfel
150 g Ziegenkäse
100 g Quark
2 EL geriebener Emmentalerkäse
150 g Feldsalat
50 g Endiviensalat
2 EL Zitronensaft
Kräutersalz
Currypulver
4 EL Olivenöl
2 EL gehackter Schnittlauch

Zubereitung
Die Äpfel längs halbieren und das Kerngehäuse großzügig entfernen. Ziegenkäse und Quark mit einer Gabel zerdrücken und gut vermischen. Den Emmentaler hinzufügen und mit Kräutersalz abschmecken.

Die Käsemasse in die Apfelhälften füllen und bei 220 Grad im vorgeheizten Backofen etwa 15-20 Minuten backen. In der Zwischenzeit den Salat putzen, waschen und trocken schleudern. Zitronensaft, Salz, Curry und Öl zu einer Salatsauce verrühren und mit dem Salat vermischen.

Den Salat auf vier Teller verteilen, jeweils 2 gebackene Apfelhälften daraufsetzen.

Die Fleischspezialität für AB: Geschmorte Kaninchenkeule mit Aprikosen **B**

(für 4 Personen)

Bedeutung für Bluttyp AB:
Kaninchen zählt zu den wenigen Fleischsorten, die dem Verdauungsapparat von Typ AB wirklich nutzen. In diesem Rezept wird das Fleisch durch leicht bekömmliche Gemüsesorten ergänzt.

Zutaten:
600 g Kartoffeln
2 Stangen Lauch
4 Stängel Staudensellerie
4 Kaninchenkeulen (zu jeweils 250 g)
100 g Dörraprikosen
3 Knoblauchzehen
1 Bund Thymian
2 EL Fenchelsamen
1 EL Kardamonsamen

1 Lorbeerblatt
120 ml Weißwein
500 ml Gemüsebrühe
4 EL Sojasauce
2 EL Honig

Zubereitung:
Die Kartoffeln schälen und in Scheiben schneiden. Den Lauch und den Sellerie in 1 cm breite Ringe schneiden. Die Kaninchenkeulen in einem schweren Schmortopf anbraten. Den Knoblauch klein hacken und mit dem Thymian, dem Fenchel, den Kardamonsamen und dem Lorbeerblatt hinzufügen. Das Geschmorte mit dem Weißwein ablöschen und einkochen lassen. Die Brühe, die Sojasauce und den Honig dazugeben. Anschließend alles in einen Römertopf füllen und in den auf 200 °C vorgeheizten Backofen schieben.

Nach 30 Minuten Kartoffeln, Lauch, Sellerie und die zerkleinerten Dörraprikosen dazugeben. Alles zusammen weitere 30 Minuten schmoren lassen.

Vitaminpower: Kefir mit Kiwi AB

(für 1 Person)

Bedeutung für Bluttyp AB:
Kiwi und Kefir werden von Typ AB optimal verwertet. Die Kiwi sorgt außerdem für eine reichliche Zufuhr an Vitamin C. Ein optimaler Drink für die kalten Herbst- und Wintertage.

Zutaten:
1 Kiwi
1 TL Honig
125 g Kefir

Zubereitung:
Kiwi halbieren, das Fleisch herauslöffeln. Mit dem Honig im Mixer pürieren. Den Kefir dazugeben und alles noch einmal kurz durchmischen.

Spinat-Kräuter-Cocktail für AB

A B

(für 4 Personen)

Bedeutung für Bluttyp AB:
Spinat gehört zu den Gemüsesorten, die für Typ AB gut bekömmlich sind.

Zutaten:
150 g frischer Spinat
½ Bund glatte Petersilie
1 Bund Schnittlauch
½ Bund Dill
4 frische Zweige oder 1 TL getrocknete Pfefferminze
450 g Joghurt
Saft von 1 Zitrone
2 EL Olivenöl
Salz
Zucker

Zubereitung:
Den Spinat waschen, von seinen hölzernen Stielen befreien und in kochendem Wasser 1 Minute lang blanchieren. Eiskalt abschrecken und ausdrücken. Mit den übrigen Zutaten (außer Salz und Zucker) im Mixer pürieren. Den Spinat-Kräuter-Cocktail mit Salz und Zucker abschmecken, dann durch ein Sieb streichen und in Gläser füllen.

Besonderheiten:
Statt Spinat können Sie auch Löwenzahn nehmen. Er wird von Typ AB ebenfalls sehr gut vertragen.

Zum Frühstück: Feigen-Reis-Speise **B**

(für 2 Personen)

Bedeutung für Bluttyp AB:
Naturreis, Feigen und Joghurt sind für den Verdauungsapparat von Typ AB ausgesprochen günstig. Dieses Frühstück ist zudem reich an B-Vitaminen.

Zutaten:
250 ml Milch
60 g Naturreis
75 g getrocknete Feigen
½ TL gemahlene Vanille
2 EL Honig
150 g Joghurt

Zubereitung:
Die Milch mit der Vanille erhitzen, den Reis unter Rühren hineinstreuen und zugedeckt bei schwacher Hitze ausquellen lassen.

Die Feigen mit warmem Wasser abspülen, abtropfen lassen und klein schneiden.

Den Reis mit einer Gabel auflockern und mit Honig süßen, abkühlen lassen. Die Feigen untermischen, schließlich den Joghurt darunterziehen.

Obst- und Gemüsekombination I

AB

(für 2 Personen)

Bedeutung für Bluttyp AB:
Im Zentrum dieses Gerichts stehen Joghurt und Stangensellerie, die für den Verdauungsapparat von Typ AB optimal verwertbar sind.

Zutaten:
6 Stängel Staudensellerie
40 g Feldsalat
3 frische Birnen
150 g Joghurt
1 TL Zitronensaft

Zubereitung:
Die Selleriestangen putzen und in 1 cm dicke Stücke schneiden. Den Feldsalat gründlich waschen und abtropfen lassen. Die Birnen waschen, dünn schälen, entkernen und in Stücke schneiden. Joghurt und Zitronensaft zu einer sämigen Sauce verrühren.

Birnen und Sellerie auf zwei Tellern verteilen, mit dem Feldsalat garnieren und mit der Joghurtsauce anrichten.

Obst- und Gemüsekombination II

B

(für 2 Personen)

Bedeutung für Bluttyp AB:
Blumenkohl, Chinakohl, Walnüsse und Möhren stehen auf der Liste der Positivnahrungsmittel für Bluttyp AB ganz oben. Die Kombination mit Aprikosen bringt eine schöne Geschmacksnuance.

Zutaten:
½ Chinakohl
2 Schwarzwurzeln
½ Blumenkohl
2 Möhren
2 Frühlingszwiebeln
½ Tasse zerhackte Walnüsse

Für das Dressing:
1 Tasse getrocknete Aprikosen
2 EL Olivenöl
½ TL Ingwerpulver
2 Knoblauchzehen
Salz

Zubereitung:
Die Aprikosen über Nacht in Wasser oder Rooibostee einweichen lassen.

Knoblauch schälen, pressen und mit allen Zutaten für das Dressing im Mixer pürieren. Mit Salz abschmecken.

Den Chinakohl waschen und zerteilen. Schwarzwurzeln schälen, waschen und in kleine Stücke schneiden. Blumenkohl waschen und zu Röschen teilen. Möhren schälen, waschen und in kleine Stücke schneiden. Frühlingszwiebeln schälen und in feine Ringe schneiden.

Die Chinakohlblätter auf Tellern kreisförmig ausbreiten, darauf die anderen Gemfise verteilen. Bei Tisch bedient sich jeder selbst vom Aprikosenpüree und den Walnussstücken.

Lachstatar als Vorspeise

0 A B

(für 2 Personen)

Bedeutung für Bluttyp AB:
Lachs zählt zu den Fischen, die für Bluttyp AB sehr bekömmlich sind und ihn mit hochwertigen Proteinen und Fettsäuren versorgen. Als schärfendes Gewürz wurde bewusst der Ingwer gewählt, da er im Unterschied zu Pfeffer für Bluttyp AB gut bekömmlich ist. Petersilie zählt ebenfalls zu den Nahrungsmitteln, die den Stoffwechsel von Typ AB mobilisieren.

Zutaten:
250 g frisches Lachsfilet
1 Frühlingszwiebel
1 Bund Dill
1 Bund Petersilie
Zitronensaft
Salz
Ingwer

Zubereitung:
Schneiden Sie das Lachsfilet in kleine Würfel. Frühlingszwiebel, Dill und Petersilie ebenfalls sehr klein hacken und unter den Lachs mischen. Mit Salz, Ingwer und Zitronensaft abschmecken. Das Tatar schließlich zu 2 Bällchen geformt servieren.

Besonderheiten:
Lachstatar schmeckt nicht nur roh, sondern auch leicht angebraten. Dazu empfiehlt es sich allerdings, ein Ei (für Typ AB eine weitere wichtige Eiweißquelle!) beizumischen, damit die Lachsfrikadellen besser in Form bleiben. Der Sättigungsgrad wird durch das Ei natürlich etwas gesteigert.

Kalte Gurkensuppe

AB

(für 2 Personen)

Bedeutung für Bluttyp AB:
Die Stärke dieses Rezepts liegt in seinem hohen Anteil an Joghurt und Gurken, die für Bluttyp AB sehr gut bekömmlich sind.

Zutaten:
1 Salatgurke
1 Frühlingszwiebel
1 EL gehackter Dill oder Pfefferminze
Saft von ½ Zitrone
500 ml Gemüsebrühe
500 g Joghurt
1 Knoblauchzehe
Salz
Paprikapulver, edelsüß

Zubereitung:
Gurke »halb-und-halb« schälen (also ein paar Streifen von der Schale dran lassen). In Scheiben schneiden und im Mixer pürieren. Die Frühlingszwiebel schälen und in Ringe schneiden. Zusammen mit Dill (oder Pfefferminze), Zitronensaft, Brühe und Joghurt in das Gurkenpüree mischen. Am Ende den Knoblauch schälen und hineinpressen, mit Salz und Paprikapulver abschmecken.

Das schnelle Hauptgericht: Mozzarella-Tortilla

→0 B

(für 2 Personen)

Bedeutung für Bluttyp AB:
Mozzarella ist ein eiweißreiches Nahrungsmittel, das für Typ AB ausgesprochen wertvoll ist.

Zutaten:
300 g gemischtes Tiefkühlgemüse (Blumenkohl, Erbsen, Möhren)
4 Eier
1 EL gehackte Petersilie
2 EL gehackter Basilikum
Salz
200 g Mozzarella
1 EL Butter

Zubereitung:
Die Butter in einer Pfanne zerlaufen lassen. Das Gemüse hinzugeben und zugedeckt bei mittlerer Hitze 5 bis 10 Minuten auftauen lassen und erhitzen.

Die Eier in einer Schüssel mit Salz, Basilikum und Petersilie verquirlen. Den Käse in kleine Würfel schneiden.

Die Eier in die Pfanne dazugeben, den Mozzarella darüberstreuen. Alles noch 3 bis 4 Minuten köcheln, bis die Eier gestockt sind.

Die 7-Tage-Diät für Typ AB

Das brauchen Sie für die 7-Tage-Kur für Typ AB

pro Person

Getreide und -produkte
2 Scheiben Dinkelbrot
7 Scheiben Hirsebrot
6 Scheiben Knäckebrot
40 g Grünkerngrieß
17 EL Puffreis
125 g Bandnudeln
80 g Makkaroni
75 g Reis
1 EL Mehl

Gemüse, Nüsse und Samen
100 g Kartoffeln
250 g Spinat
700 g Auberginen
100 g Salatgurke
25 g Alfalfasprossen
50 g Porree
120 g Möhren (tiefgekühlt)
30 g Staudensellerie
2 Zwiebeln
5 Lauchzwiebeln
4 Knoblauchzehen
400 g Zucchini
50 g Zuckerschoten
50 g Champignons
100 g Austernpilze
Schnittlauch
Dill
gemischte Kräuter oder Tiefkühlkräuter
1 EL gehackte Walnüsse

Obst, Trockenobst und Obstsaft
500 g Pflaumen aus dem Glas
80 g Pflaumen
1 große Traube Wein
1 kleiner rotschaliger Apfel
1 Scheibe frische Ananas
1 Kiwi
30 ml Apfelsaft
3 EL Zitronensaft
Limonensaft

Fleisch
150 g Lammfilet
Leberwurstaufstrich

Fisch
200 g Lachsforelle

Milchprodukte
2 Stück Ziegenkäse (je 30 g)

100 g Schafskäse
2 Scheiben Bauern- oder Hüttenkäse
2 Scheiben Ziegenkäse
50 g Hüttenkäse
850 g Joghurt
900 g Kefir
100 g Saure Sahne

Getränke
Grüner Tee
evtl. Kaffee
Möhrensaft
Trauben- oder Kirschsaft

Gewürze und Kräuter
Zucker
Salz
Oregano
Paprika
Lorbeerblatt
Salbei
Thymian
Muskatnuss
Curry
Kurkuma
Koriander
Ingwer
Meerrettich
für 350 ml Hühnerbrühe
150 ml Gemüsebrühe
125 ml Fleischbrühe

Sonstiges
Olivenöl
Rapsöl
Bratfett
125 g Tofu
Senf
2 Eier
Weißwein
Weißweinessig
Aprikosenmarmelade

Wer keine Diät macht, braucht zusätzlich Hirsebrot, Reis und Kartoffeln.

Montag

Frühstück: Pflaumenjogurt mit Puffreis

AB

(für 1 Person)

Zutaten:
250 g Pflaumen aus dem Glas
300 g Joghurt oder Kefir
1 EL Puffreis

Zubereitung:
Die Früchte pürieren, dann mit Joghurt oder Kefir vermischen. Schließlich den Puffreis einmengen.

Trinken Sie dazu 1 bis 2 Tassen grünen Tee oder Kaffee.

Mittagessen: Grünkernsuppe

B

(für 1 Person)

Wer keine Diät macht, kann diese Suppe auch als Vorspeise zu den oben aufgeführten Kaninchenkeulen essen. Als Vorsuppe ist dieses Rezept für 4 Personen gedacht.

Zutaten:
40 Grünkerngrieß
1 kleine Zwiebel
1 Knoblauchzehe
1 EL Olivenöl
350 ml Hühnerbrühe
200 g Zucchini
50 g Champignons

2 EL klein gehackte Petersilie
1 Messerspitze Muskatnuss
Salz
1 EL Saure Sahne oder Schmand

Zubereitung:
Die Zwiebel und den Knoblauch schälen und fein hacken. Beides mit Olivenöl im Topf andünsten. Den Grünkerngrieß hinzufügen und unter Rühren mitrösten.

Mit Hühnerbrühe ablöschen und kurz aufkochen. Dann bei schwacher Hitze und geschlossenem Deckel etwa 20 Minuten ausquellen lassen.

Währenddessen das Zucchinigemüse waschen, vom Stiel- und Blütenansatz befreien und in kleine Würfel schneiden. Die Champignons putzen und in Scheibchen schneiden.

Wenn der Grünkern aufgequollen ist, Zucchini, Pilze und Petersilie hinzufügen und kurz umrühren. Schließlich mit Muskat und Salz abschmecken und die Saure Sahne oder den Schmand hineinrühren. Eventuell noch Wasser hinzugeben.

Trinken Sie dazu 1 bis 2 Tassen grünen Tee oder 1 Glas Kefir.

Abendessen: Marinierter Ziegenkäse **0 A B**

(für 4 Personen)
(braucht Vorbereitungszeit)

Zutaten:
8 Stück Ziegenkäse (je 30 g)
500 ml Olivenöl
4 frische Salbeiblätter
1 TL Oregano
2 Knoblauchzehen
1 Lorbeerblatt

Zubereitung:
Den Käse zusammen mit den Kräutern und dem gepressten Knoblauch in ein Glas schichten und mit Öl begießen. Das Ganze mindestens 24 Stunden ziehen lassen. Reichen Sie dazu pro Person zwei Scheiben Dinkelbrot.

Trinken Sie dazu 1 Glas Möhren- oder Traubensaft.

Dienstag

Frühstück
(für 1 Person):

2 Scheiben Hirsebrot oder 3 Scheiben Knäckebrot mit dünnem Leberwurstaufstrich. Dazu 1 Tasse grünen Tee oder Kaffee sowie 1 Glas Kefir.

Mittagessen: Nudeln mit Spinat →0 A →B
(für 2 Personen)

Zutaten:
300 g Spinat
½ Zwiebel
250 g Bandnudeln
2 TL Olivenöl
80 ml Gemüsebrühe
½ Bund Schnittlauch
2 TL Meerrettich aus dem Glas
2 EL Saure Sahne
Salz

Zubereitung:
Den Spinat putzen und gründlich waschen. Abtropfen lassen und grob hacken.

Die Zwiebel schälen und in kleine Stücke schneiden. Den Schnittlauch waschen und in kleine Röllchen schneiden.

Für die Nudeln Wasser mit 1 Prise Salz zum Kochen bringen, 1 TL Olivenöl hinzufügen. Die Nudeln bei mittlerer bis hoher Hitze bissfest garen.

Währenddessen 1 TL Olivenöl in einem Topf erhitzen, die Zwiebelstücke darin glasig dünsten. Den Spinat hinzufügen und kurz andünsten. Die Gemüsebrühe zugießen, mit Salz würzen und bei mittlerer Hitze garen, bis der Spinat zusammengefallen ist. Den Meerrettich und die Saure Sahne in den Spinat rühren.

Die Nudeln abtropfen lassen und mit dem Spinat mischen. Auf 2 Tellern servieren, mit den Schnittlauchröllchen bestreuen.

Trinken Sie dazu 1 bis 2 Tassen grünen Tee.

Abendessen: Reissalat mit Auberginen und Schafskäse **B**

(für 4 Personen)

Zutaten:
150 g Reis
2 Auberginen
200 g Schafskäse
100 g Zuckerschoten
1 Bund Lauchzwiebeln
9 EL Olivenöl
3 EL Weißweinessig
2 EL Senf
Salz

Zubereitung:
Den Reis kochen und abschrecken. Die Auberginen würfeln, salzen und 10 Minuten ziehen lassen. Danach in einem Küchentuch ausdrücken und mit etwas Öl in einer beschichteten Pfanne braten.

Den Schafskäse zerbröseln. Die Zuckerschoten putzen und 2 Minuten blanchieren. Dann die Lauchzwiebeln in Ringe schneiden. Öl, Essig und Senf mixen und mit Salz abschmecken. Zum Schluss alle vorbereiteten Zutaten vermischen und servieren.

Trinken Sie dazu 1 bis 2 Gläser Möhren-, Kirsch- oder Traubensaft.

Mittwoch

Frühstück: Ananasomelette 0 A B

(für 1 Person)

Zutaten:
2 Eier
1 EL Saure Sahne
1 Scheibe frische Ananas
Salz
Paprikapulver, edelsüß
Bratfett

Zubereitung:
Die Ananasscheibe vom Strunk und anderen holzigen Teilen befreien und zerkleinert auf einen Teller legen.

Die Eier mit der Sahne und etwas Salz in eine Schüssel geben und schaumig schlagen. Etwas Bratfett in die Pfanne geben und erhitzen. Dann die Eiermasse hineingeben und durch eine kreisende Bewegung in der Pfanne verlaufen lassen. Wenn die Masse zu stocken beginnt, mit dem Pfannenmesser unter das Omelette gehen, es vom Boden lösen und wenden. Das fertige Omelette auf die Ananasstücke legen und mit Paprikapulver bestreuen.

Trinken Sie dazu 1 bis 2 Tassen Kaffee oder grünen Tee.

Mittagessen: Zucchinitopf mit Lamm 0→B

(für 2 Personen)

Zutaten:
300 g Lammfilet
1 kleine Zwiebel
1 Knoblauchzehe
etwa 400 g Zucchini
2 EL Rapsöl
250 ml Fleischbrühe
Salz
1 TL getrockneter Thymian
1 EL Zitronensaft

Zubereitung:
Das Lammfilet in Würfel schneiden. Das Öl in einem Topf erhitzen und das Fleisch darin bei starker Hitze für etwa 5 Minuten anbraten. Die Zwiebel und den Knoblauch schälen. Beides fein hacken und zu dem Fleisch geben.

Die Zucchini waschen, Stiel- und Blütenansatz entfernen. Dann vom Gurkenhobel direkt in den Topf hinein schneiden. Unter Rühren kurz andünsten.

Die Fleischbrühe zugießen, alles kurz aufkochen lassen. Mit Salz, Thymian und Zitronensaft würzen. Zugedeckt bei schwacher Hitze etwa 10 Minuten köcheln lassen.

Trinken Sie dazu 1 bis 2 Tassen grünen Tee.

Abendessen: Auberginen mit Joghurt und Rosenpaprika B

(für 2 Personen)

Zutaten:
400 g Auberginen
2 TL Olivenöl
300 g Joghurt (3,5% Fett)
1 gestrichener TL Rosenpaprika
2 EL gehackter Schnittlauch
Salz

Zubereitung:
Die Auberginen von den Stielansätzen befreien, waschen und in große Würfel zerschneiden. Das Öl im Schmortopf erhitzen, die Auberginen hineingeben und mit geschlossenem Deckel etwa 15 Minuten dünsten. Nach Bedarf etwas Wasser zugeben!

Währenddessen den Joghurt mit Rosenpaprika und Schnittlauch verrühren. Mit Salz abschmecken.

Die Auberginenwürfel aus dem Topf nehmen, abkühlen lassen und mit dem Joghurt vermengen.

Trinken Sie dazu 1 bis 2 Gläser Möhren-, Kirsch- oder Traubensaft.

Donnerstag

Frühstück: Pflaumenjogurt mit Walnüssen

A B

(für 1 Person)

Zutaten:
250 g Pflaumen aus dem Glas
300 g Joghurt oder Kefir
1 EL gehackte Walnüsse

Zubereitung:
Die Früchte pürieren, dann mit Joghurt oder Kefir vermischen. Schließlich die Walnussstücke einmengen.

Trinken Sie dazu 1 bis 2 Tassen grünen Tee oder Kaffee.

Mittagessen: Käse-Sellerie-Salat mit Pflaumen

B

(für 4 Personen)

Zutaten:
200 g Porree
100 g Staudensellerie
250 g Pflaumen
2 kleine rotschalige Äpfel
200 g Hüttenkäse
300 g Joghurt
1 Becher Schmand oder Sauerrahm
100 g Aprikosenmarmelade
2 TL Curry
1 TL Zitronensaft

Zubereitung:
Porree putzen, waschen, in dünne Ringe schneiden. In kochendem Wasser eine Minute blanchieren, über einem Sieb abgießen, kalt abschrecken.

Sellerie putzen, waschen, in schmale Stücke schneiden. Pflaumen und Äpfel waschen, halbieren, entkernen, in schmale Spalten teilen. Käse zuerst in Scheiben, dann in kurze Streifen schneiden. Gemüse, Obst und Käse miteinander mischen. Joghurt, Schmand, Zitronensaft, Marmelade und Curry zu einer cremigen Soße verrühren, über den Salat gießen und alles vermischen.

Vor dem Servieren etwa 60 Minuten durchziehen lassen.

Trinken Sie dazu 1 bis 2 Gläser Kirsch- oder Traubensaft.

Abendessen: Reissalat mit Auberginen und Schafskäse

Rezept unter Dienstag

Trinken Sie dazu 1 bis 2 Gläser Kirsch-, Trauben- oder Möhrensaft.

Freitag

Frühstück: Puffreis mit Kiwi und Joghurt AB

(für 1 Person)

Zutaten:
1 große Schüssel Puffreis
1 Kiwi
150 g Joghurt

Zubereitung:
Kiwi halbieren, Fleisch mit einem Teelöffel in kleinen Stücken herausholen und in eine Schüssel geben. Mit Joghurt und Puffreis verrühren.

Trinken Sie dazu 1 bis 2 Tassen grünen Tee oder Kaffee.

Mittagessen: Tofugeschnetzeltes mit Austernpilzen A

(für 4 Personen)

Zutaten:
500 g Tofu
400 g Austernpilze
4 EL Olivenöl
2 EL Mehl
120 ml Apfelsaft
120 ml Gemüsebrühe
Salz
1 TL Ingwerpulver

Zubereitung:
Den Tofu in etwa 5 mm dünne Scheiben schneiden. Gut abtupfen.

Die Austernpilze putzen und in längliche Streifen schneiden.

Öl in der Pfanne erhitzen, die Tofuscheiben anbraten und an den Pfannenrand schieben.

Dann die Austernpilze dazugeben, anbraten und mit Salz und Ingwer würzen. Wenn alles knusprig gebraten ist, Mehl darüberstreuen und mit Apfelsaft und Gemüsebrühe löschen. Noch einmal kurz aufkochen lassen.

Zu Tofugeschnetzeltem schmecken Kartoffeln oder ein frischer Salat.

Trinken Sie dazu 1 bis 2 Tassen grünen Tee.

Abendessen
(für 1 Person):

2 Scheiben Hirsebrot oder 3 Scheiben Knäckebrot mit etwas Leberwurst. Dazu 1 bis 2 Gläser Kefir.

Samstag

Frühstück
(für 1 Person):

2 Scheiben Hirsebrot oder 3 Scheiben Knäckebrot mit jeweils einer Scheibe Bauern- oder Hüttenkäse. Dazu 1 bis 2 Tassen grünen Tee oder Kaffee.

Mittagessen: Nudelsalat mit Spinat und Gurke

→0 A →B

(für 4 Personen)

Zutaten:
250 g Makkaroni
250 g Spinat
½ Salatgurke
100 g Alfalfasprossen
1 Bund Dill
1 Knoblauchzehe, 1 TL Senf
2 EL Zitronensaft, 2 EL Saure Sahne
1 TL geriebener Kurkuma, 4 EL Olivenöl

Zutaten:
Für die Nudeln reichlich Wasser mit etwas Salz und 1 EL Olivenöl zum Kochen bringen. Die Nudeln bei mittlerer bis starker Hitze garen.

Währenddessen den Spinat gründlich waschen und in Salzwasser kurz aufkochen. Dann abgießen, abtropfen lassen und grob hacken. Die Gurke schälen und fein raspeln. Die Alfalfasprossen abspülen und abtropfen lassen. Den Dill waschen und klein hacken.

Für das Dressing: Den Knoblauch schälen und in die saure Sahne pressen. Mit dem Senf und dem Zitronensaft verrühren, alles zusammen mit Salz und Kurkuma würzen. Das restliche Olivenöl löffelweise hineinschlagen.

Die Nudeln abschrecken und abtropfen lassen, dann mit dem Spinat, der Gurke, den Sprossen und dem Dill mischen. Das Dressing unterheben.

Trinken Sie dazu 1 bis 2 Tassen grünen Tee.

Abendessen: Auberginen mit Joghurt und Rosenpaprika

Rezept unter Mittwoch

Trinken Sie dazu 1 Glas Kirsch-, Trauben- oder Möhrensaft.

Sonntag

Frühstück: Kefir mit Weintrauben und Puffreis

AB

Zutaten:
1 große Schüssel Puffreis
1 große Traube Wein
1 Glas Kefir

Zubereitung:
Die Trauben abpflücken und mit Kefir und Puffreis in einer Schüssel verrühren.

Trinken Sie dazu 1 bis 2 Tassen grünen Tee oder Kaffee.

Mittagessen: Lachsforelle im Soja-Kräuter-Sud

→B

(für 4 Personen)

Zutaten:
450 g tiefgekühlte Möhren
400 g Kartoffeln
1 große Lachsforelle (ca. 800 g)
Rapsöl
Salz
1 TL Oregano
1 TL gemahlener Koriander
1 Messerspitze Muskatnusspulver
Limonensaft

Für den Soja-Kräutersud:
120 ml Gemüsebrühe
120 ml Weißwein
4 EL Sojasauce
1 Bund gemischte Kräuter
oder 1 kleine Schachtel gemischte Tiefkühlkräuter

Zubereitung:
Die Kartoffeln waschen, in einen Topf mit Wasser geben und ungeschält garen. Die tiefgekühlten Möhren im Topf in etwas Wasser kurz auftauen, bis die einzelnen Möhrenstücke nicht mehr aneinander kleben.

Die gegarten Kartoffeln schälen und in etwas dickere Scheiben schneiden. Kartoffel- und Möhrenscheiben in eine Schüssel geben, vermischen, mit den Gewürzen bestreuen und auf einem 60 – 70 cm langen Stück Alufolie verteilen, die glänzende Seite der Folie sollte nach innen zeigen.

Für den Soja-Kräutersud die Kräuter waschen und grob zerkleinern, mit der Gemüsebrühe, dem Weißwein und der Sojasauce in die Pfanne geben und einmal aufkochen. Dann abkühlen lassen.

Die mit Salz, Pfeffer und Limonensaft gewürzte Lachsforelle auf das Gemüse legen, dann den Soja-Kräutersud gleichmäßig darübergeben und die Alufolie sehr fest über dem Fisch verschließen. Den so vorbereiteten Fisch in einer mit Wasser gefüllten feuerfesten Form bei 200 Grad auf mittlerer Schiene im Backofen 20–30 Minuten lang garen. Vorsichtig aus dem Wasserbad heben und ungeöffnet servieren.

Trinken Sie dazu 1 bis 2 Tassen grünen Tee.

Abendessen
(für 1 Person):

2 Scheiben Hirsebrot oder 3 Scheiben Knäckebrot, belegt mit Ziegenkäse oder mit dem Tofu-Brotaufstrich nach dem oben angeführten Rezept.

Dazu 1 bis 2 Gläser Bier oder Wein.

Rezeptverzeichnis

Die Zeichen **0**, **A**, **B** oder **AB** verweisen darauf, dass das jeweilige Gericht auch für diese Bluttypen geeignet ist oder zumindest neutral für sie ist. **→0**, **→A**, **→B** oder **→AB** zeigen an, dass das jeweilige Gericht mit ganz geringfügigen Änderungen auch für diese Bluttypen geeignet ist. Oftmals genügt es, ein Gewürz wegzulassen oder Nüsse gegen Mandeln auszutauschen.

Gerichte für Blutgruppe 0

Gerichte für Blutgruppe A

Gerichte für Blutgruppe B

Gerichte für Blutgruppe AB

Literaturverzeichnis

D'Adamo, Peter: 4 Blutgruppen – 4 Strategien für ein gesundes Leben; Piper, München/Zürich

D'Adamo, Peter: 4 Blutgruppen – Das Kochbuch für ein gesundes Leben; Piper, München/Zürich

Blancher, Antoine: Molecular Biology and Evolution of Blood Group and MHC Antigens in Primates; Springer, Berlin

Heßmann-Kosaris, Anita: Die Blutgruppen-Diät; Mosaik, München

Prokop, Otto/Göhler, Werner: Die menschlichen Blutgruppen; Gustav Fischer Verlag, Stuttgart/New York

Spielmann, Willi/Kühnl, Peter: Blutgruppenkunde; Georg Thieme, Stuttgart/New York

Zittlau, Jörg: Die Ideal-Diät für Ihre Blutgruppe; Econ Taschenbuch, München

Malwida von Meysenbug verschmähte den im 19. Jahrhundert vorgezeichneten Weg für ein junges Mädchen aus adeligem Haus. Sie erlebte die 48er Revolution und war von da an eine leidenschaftliche Demokratin. Sie kämpfte für die Emanzipation der Frau und war eine der Lehrerinnen an der Hamburger »Hochschule für das weibliche Geschlecht«. Verfolgung trieb sie ins Exil nach London, wo sie bald mit dem russischen Sozialisten Alexander Herzen zusammenlebte. Ihre intellektuelle Kraft und ihre Warmherzigkeit machten sie zur geschätzten Gesprächspartnerin der europäischen Geistesgrößen ihrer Zeit.

Die Historikerin Barbara Leisner zeichnet in diesem Buch das Porträt einer ungewöhnlichen Frau, die gegen Monarchie, Kirche und Familie rebellierte und trotz aller Widerstände ihren eigenen Weg ging.

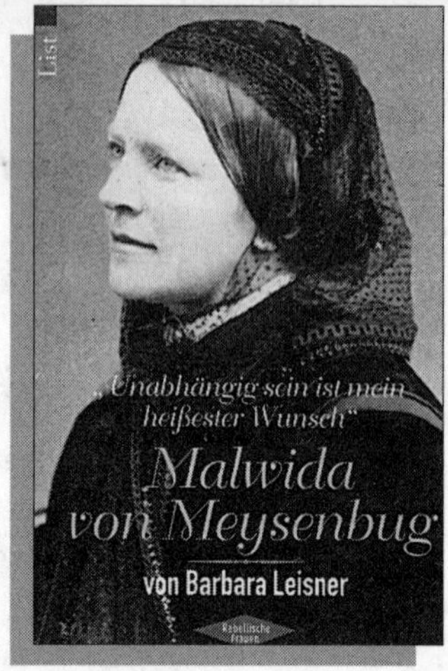

Barbara Leisner

»Unabhängig sein ist mein heißester Wunsch« Malwida von Meysenbug
20 Abbildungen
Originalausgabe

Econ | Ullstein | List

R06